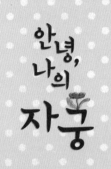

안녕,
나의
자궁

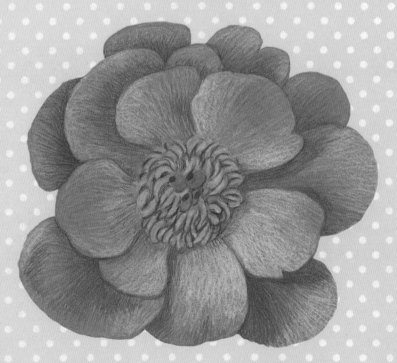

你好，我的子宫

韩国最受推崇的妇科医生给你讲讲女性健康那些事儿！

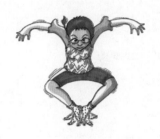

〔韩〕李俞明镐 著

邢 琳 译

中国妇女出版社

图书在版编目（CIP）数据

你好，我的子宫 /（韩）李俞明镐著 ; 邢琳译. --
北京 : 中国妇女出版社，2015.5
ISBN 978-7-5127-1064-1

Ⅰ. ①你… Ⅱ. ①李… ②邢… Ⅲ. ①子宫—保健
Ⅳ. ①R711.74

中国版本图书馆CIP数据核字（2015）第048600号

著作权合同登记号 图字：01-2014-8088

你好，我的子宫

作　　者：〔韩〕李俞明镐
译　　者：邢　琳
责任编辑：王海峰
封面设计：尚世视觉
版式设计：许　可
责任印制：王卫东
出版发行：中国妇女出版社
社　　址：北京东城区史家胡同甲24号　　邮政编码：100010
电　　话：（010）65133160（发行部）　　65133161（邮购）
网　　址：www.womenbooks.com.cn
经　　销：各地新华书店
印　　刷：三河市宏凯彩印包装有限公司
开　　本：165×235　　1/16
印　　张：17.75
字　　数：208千字
版　　次：2015年5月第1版
印　　次：2015年5月第1次
书　　号：ISBN 978-7-5127-1064-1
定　　价：39.80元

序言

向你的子宫问声好

继《我的故乡——生机勃勃的子宫》之后另一力作

以前的我根本不曾真正了解过自己。在我出生的那个年代，女性几乎不被社会重视，而我理所当然地接受了这一点。以前的我正经、斯文，是父亲的好女儿、丈夫的好妻子。在那时的我看来，只有不成器的人才会去反抗这个社会。在那个年代，女性话题只有男性才有发言权，就连医学也是从男性的视角来审视女性的。

作为一名女性，本书凝结了我多年来的从医经验和感悟。10年前我曾写过一本关于女性健康的书《我的故乡——生机勃勃的子宫》，这本书在当时引起了极大的社会反响。虽然书中的内容大胆新颖，遣词造句有点儿冒失，但是作为健康类最畅销的书籍，被印刷过27次，还被翻译成中文、日文、泰文在中国、日本和泰国3个国家出版，因此我也在韩国文坛占有了一席之地。但随着时间的推移，我发现当初写《我的故乡——生机勃勃的子宫》这本书的时候，其中更多是我对这个社会的愤慨和对专业知识的炫耀，书中生涩的语言令我羞愧难当。把这当成一项工作也好，本着玩儿的心态也罢，总之这本书的修订已迫在眉睫。

但是真的坐到了电脑前我反而不知从何下笔，整个人坐立不安，只能来回地进出厨房找东西吃。我迫切地需要食物来抚慰我焦躁不安的心，而海带汤正是我所需要的，它令我一扫先前的挫败感，让我力量倍增——这就是故乡的味道。

把搓洗好的海带煮上一会儿，再撒上点儿盐，滴几滴酱油，当当当当！就可以出锅了！光是闻着就觉得香，身体总是最先知道什么是最好的。人只有经历过困难才能成长；海带只有经受住了海浪的洗礼，才能成为餐桌上的美味。一碗海带汤一扫身体的不适，让我找到了生命最初的记忆，就好像被母亲温暖的羊水包围着。人类最初的记忆永远都不可能被遗忘。这给了我启发，让我劲头十足，仿佛不曾烦恼过。

我也曾胆怯过

曾经有个患者因为痛经来找我做针灸治疗，在针灸的时候她问我：

"大夫，我性欲太强了，每天都要自慰，不然受不了，这令我很痛苦。"

听了她的话我非常震惊，性欲话题我也只是和朋友聊过，还从没有患者主动和我提起。一时之间我竟不知道该如何作答，只能装作没听见。而这位患者从此以后再也没有来过我这儿就诊。本来她是出于信任，才向身为大夫的我直言不讳,而我竟然置若罔闻,什么建议也没能给她,这可能让她觉得很受伤。都怪那时的我太胆怯了,太不够专业了。

有的患者去看病的时候会像上面提到的那位女性那样大大方方地说出自己的病痛,而更多的人则会以痛经、头痛、便秘或者阴道松弛为借口,说到最后才会像突然想起似的说出自己的隐疾,比如说夫妻同床的时候会有不适,或者比这更私密的。你可能会问我怎么知道,我又不是占卜师怎么会了解得这么清楚。没办法我就是知道!我非常理解这些患者,他人异样的眼光让她们羞于启齿。

禁欲是伪善的。缺少性或者压抑性都会带来疾病。我认为处女膜修复手术是一种伪善,而觉得自己阴道松弛,去做阴道紧缩术,更是不自信的表现。网络上有很多方法教你怎样在男人面前表现得像个处女。谁说新婚之夜要向老公坦白自己的过去?自己的过去竟然还要获得另一个人的批准,还要祈求原谅?性欲旺不旺盛,有没有自慰,处女膜是否还完整,其实这些你都不需要向外人解释,外人也没有这个知情权。性欲旺盛、自慰、没了处女膜这些都不是罪过,你也无须遮掩。如果把这些都当成不可告人的秘密,那你的秘密未免太多了。一个人秘密多了就容易生病,所以请对自己的身体诚实一点儿。

虽然有点儿晚,但我还是想对那位女患者说声对不起,同时想告诉她:

"性欲强意味着你的生命力旺盛。不论是作家还是画家,没有性欲他们写不出好作品,画不出好画。不论你做什么,性欲都是你创作的源泉和推动力!很棒吧!"

做自己身体的主人，学会珍惜自己的身体

可以说韩国社会和10年前一样，没什么太大的改变。比起能力和个性，男人们更看重一个女人的身材和外貌。他们更喜欢低眉顺眼的女人，只是这些被巧妙地掩饰起来了。在这种社会氛围下，一股美容、整容风潮随之而来。除、修、隆、剪，还有涂涂抹抹，这些使得美容整容行业的竞争越发激烈。美容整容的过程非常痛苦，它可以让女性们得到爱情，也可以让她们深陷绝望。外貌至上主义贬低和压制了女性，让女性失去了真正的自我。在这种社会阴影之下生活，女性的身心都受到了极大的伤害。不要让羞耻心和自卑感毁了你，远离它们。

治病只是医生的责任？难道不考试你就不学习了吗？比高考还有托福考试更重要的是你自己的身体。生存和繁衍下一代是人生的两大课题，而身体是其根本。自己开心最重要，不必去迎合他人的喜好。感受身体里那个善良的自我，学会自我欣赏。要想战胜恐惧，摆脱不安，就要不断地充实自己。外貌和身材不过是个臭皮囊，不要过分在意，要以宽大的胸襟来接纳自己，理解自己，包容自己，尊重自己。

《你好，我的子宫》问世了

我们很多人耳根子都软。所以别再轻信那些吹得天花乱坠的广告，去吃那些高价食品和贵得要死的蘑菇；也别听信那些江湖骗子的胡说八道。我可以教大家一些简单的方法来保养你们的身体，效果出奇的好。

本书在第1章到第3章主要讲述女性的前半生，从月经讲到怀孕、分

娩、性生活然后是绝经。这三章同时还用大量篇幅阐述了各种女性疾病，比如子宫类疾病、头痛、忧郁症、肥胖、脱发等。最后还介绍了男性的身体以及男性们的难言之隐。本书在第4章主要讲述的是5位患者在我的治疗下怎样重新找回了健康的故事。

这本书是为所有女性写的，同时也是为了那些爱老婆的男人写的。我希望自己的脸皮可以厚一点儿，所以写这本书的时候没那么多矜持。我可以向你保证这本书非常实用，比其他健康类的书籍更有意思，也更实用，还可以为你省下不少医疗费。

现在很多医院都是为了赚钱而给病人看病。有了这本书你就可以照顾好自己的身体，看好自己的钱包，不再白给医院送钱了。还有不要只读自己需要的那部分，阅读全书可以让你有病治病，没病保健。同时希望你可以把本书所述传授给你的子女。

我要感谢的人

在这里我要感谢很多人。首先谢谢经常和我一起坐诊讨论病情的妇产科大夫安英玉，还要感谢出版社的社长李秀美和编辑权恩景，还有第4章里愿意和大家分享自己病情的5位患者，当然还要感谢给书附上了精美插画使得本书更加生趣易懂的定差现实先生，以及给本书写推荐辞的阳喜恩、韩飞野、丁惠信3位。这些人都为本书倾注了很多心血，有了他们这本书才会这么棒。我还要谢谢十姊妹团里的金善主、徐明淑、吴韩淑姬、高殷广纯等。

感谢那些不嫌弃小女子，来首尔麻浦找我看病的病患，这份功劳是属于你们的。人生走这一遭能和大家一起分享这些我觉得非常幸福，这也是一种机缘。希望《你好，我的子宫》可以抚慰大家身体上和心灵上的伤痛，让你们不再流泪，不再唉声叹气。

　　让我们坚强起来吧！我爱你们，加油！

李俞明镐

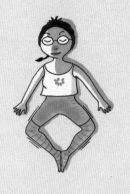

目录

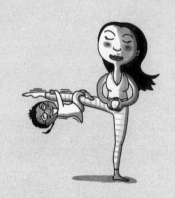

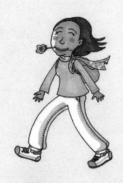

好好呵护子宫

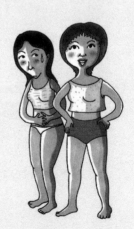

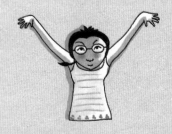

第3章

更年期的时候别大意

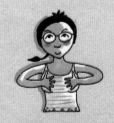

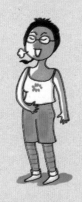

● 第4章

和同病相怜的人多多交流

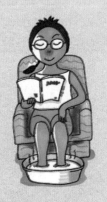

第1章

了解女人的身体构造

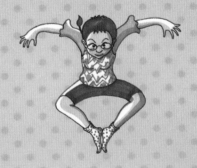

女人身体的六脏六腑

男女身体上的差异

男性需要从事体力劳动，所以他们的肌肉发达，生殖器官外置，便于输送精子。而女性胸部有乳房，腹部还有子宫和卵巢。女性没有男性那样发达的肌肉，取而代之的是保温又隔热的脂肪，这些脂肪把生殖系统裹藏在身体里。女性的生殖器官既贵重又高级，还很麻烦，需要精心照料。

女性不只有卵巢和阴道，还有男性所没有的子宫。子宫位于女性身体的最深处。自古以来人们就很重视子宫，子宫是生命的源泉，孕育生命来不得半点儿马虎。

令人惊奇的是，一个小小的受精卵在子宫里待上10个月，竟然可以长成一个拥有大约20000亿个细胞的胎儿。孩子在母亲的子宫里靠着像吸管那么粗的脐带血管获取母体的营养而茁壮成长。人类之所以能够延续至今，靠的正是母亲的奉献和子宫的能量。

这就是母爱，母亲把自己的血肉毫无保留地奉献给孩子。母亲才是传承血统的真正主人公。父亲们！你们只提供了一个精子，就坐享其成，有孩子可以抱，所以你们应该用更加深沉的父爱来回赠孩子。

光棍节那天，我侄子是这么对他妈妈说的：

"妈妈，明天是光棍节，所以我买了巧克力棒，不过我特地给妈妈买了个大的。虽然我也很感谢爸爸，没有爸爸就不可能有我，可是妈妈却用肚子孕育了我10个月。"

韩国诗人朴劳解先生说过，没有女人和孩子的地方就像地狱。

在这里我祝福所有的爸爸妈妈。

子宫是我们的力量源泉，也是我们的自尊心

握一下自己的拳头。你的子宫也就拳头那么大，大约重60克，长7厘米，像个漏斗。如果怀孕了的话，子宫的体积会增大500多倍。分娩之后随着肌肉的收缩，出血就会停止，子宫也会慢慢地恢复到原来的大小。增大到数百倍，再缩回原来的大小，竟然没被撑破，除了子宫其他器官好像都做不到。

子宫不只是孩子的孕育袋，同时还可以合成激素、蛋白质、脂肪、糖分，分泌前列腺素。月经期间子宫内膜会脱落，身体的不适会随之而来，而受精卵着床时也会让母体很痛苦。令人吃惊的是，这时子宫就会分泌像内啡肽、强啡肽这样的天然镇痛剂来缓解这些痛苦。所以说子宫是个结构精密的智能运作器官。

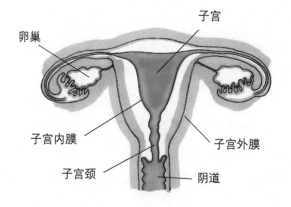

卵巢　　子宫

子宫内膜　　子宫外膜

子宫颈　　阴道

可能你觉得子宫就是些肌肉，没什么特别的，但是了解之后你就会发现我们的子宫不仅充满力量而且满含智慧。

切除子宫就万事大吉了吗

蔡老师年过40，非常安静，话也不多。她在讲台上站了20多年。某天她红着脸，战战兢兢地来就诊，说下腹总是酸痛难受。我给她做腹部检查的时候，看到她腹部有手术伤疤，就问她是不是做过肿瘤切除手术。

"没有，不是肿瘤。只是有很长一段时间下腹总是隐隐作痛，有下坠的感觉，就把子宫给切除了。本来以为把子宫切除了就万事大吉了，谁曾想肚子还是照样疼。"

"手术前你没问问大夫手术之后会怎样，会不会有后遗症吗？"

她摇头说："子宫那里总是疼，本以为切除了就没事了，谁想到问这些？"

不知道是不是因为害羞，还是觉得问题很严重，说着说着蔡老师自己就脸红了。

听了她的话我真的很生气，骂人的话都到嘴边了又咽了回去。如果切除了子宫和卵巢，女性的月经就会提前结束，面部会呈明显的暗黄色，会造成性生活障碍，罹患心血管疾病和骨质疏松的概率也会增大，同时还会加速机体的老化。切除了子宫还可能引发忧郁症。子宫有问题，不是切除就万事大吉的。

女人身体的六脏六腑

《圣经·创世纪》第二章中写道，上帝觉得亚当一个人太孤单了，需要有个人来做伴，同时也可以帮他工作，所以就又创造了夏娃。16世纪的人们都相信上帝取走了亚当的一根肋骨创造了夏娃，而意大利帕多瓦大学的维萨里教授通过解剖人体发现女人和男人的肋骨数目是一样的，当时这一发现令世人震惊。

自古以来男人就嫉妒女人的生育能力，处处贬低女人。而宗教和政治把女人当成生育的工具，只会掩盖、歪曲事实，恣意地践踏女性的尊严。

女人是生命的创造者，她们怀胎十月就能生出一个小生命。人的身体有五脏六腑，我觉得女性还要加上子宫，也就是女性身体里有"六脏六腑"。

女性也需要进补

花朵是树木的生殖器。而绽放的花瓣就像女性的小阴唇一样湿润，挺立的雌蕊就像阴蒂一样被花瓣包围着。昆虫飞过来替它们授粉之后，子房就开始孕育果实，就像女性的子宫一样。女性就像是花殿里的宫主、种子的母亲。

女性一生中，大约有30年的时间要经历生理周期，生理期时子宫内膜一次次地增厚，又一次次地脱落。子宫就像大海一样，很少有风平浪静的时候。

女性如果遇上自己喜欢的人，两人"情投意合"之时就可能会有爱情的结晶。怀孕之后孩子就会吸收子宫内的精气慢慢长大。所以不只男性需要进补，女性一生有30多年都要和月经打交道，更加需要补充精气。

子宫内膜牢牢地附在子宫内壁的肌肉上，要想使内膜脱落，需要如潮水般的大量血液来冲刷掉这些内膜。月经期间女性需要耗费这么多的血液，真的要好好琢磨琢磨怎样才能保存自己的精气。每个月子宫都要用血液来打一场生理战，在一辈子这么长的时间里子宫怎么可能不累呢？所以对于宫主来说没有比大补汤更合适的补药了。

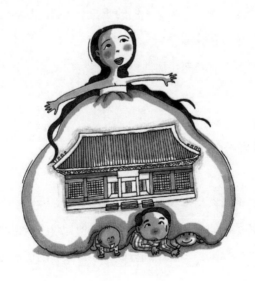

吃点儿补药，别只喝鸡汤

生个孩子试试。产后你会觉得身体好像全被掏空了似的，走路都打晃，牙齿松动，手腕和脚腕动不动就发酸。这些产后虚脱的症状单纯靠喝鸡汤就能得到改善吗？不要顾虑还要给孩子喂奶，把心放回肚子里，多吃点儿促进子宫恢复的补药。不要事后再去埋怨婆家、娘家，还有老公，怪他们在自己坐月子的时候没给买过补药，最终受罪的只能是自己。孩儿他妈！只有照顾好了自己，才能照顾好自己的孩子。

我坐月子的时候，老公为了照顾我，累得都流鼻血了。听说产妇不能碰凉水，从洗尿布到刷碗他全包了。产妇的牙齿松动，不能吃硬东西，他就学我婆婆把萝卜块泡菜切成小块给我吃。他担心我照顾孩子会饿着自己，上班前总会把海带汤做好，放在锅里温着。他白天上班，晚上回来还得照顾我，帮孩子洗澡，不到一个月就累得流鼻血了。这就是我孩子恩厚和恩俊的爸爸。给孩子起名的时候，公公本来想起，婆婆一句话"你懂什么"，不让公公起，说是交给孩子们的妈妈——我。我起得不错吧，这俩名字20年之后肯定也很新潮。

女皇们，吃点儿补药吧！加油！

产后要及时调理身体

腹部和骨盆的肌肉支撑着子宫，同时韧带还像绳子一样把子宫吊在骨盆壁上。所以怀孕期间韧带不得不变粗，以便长时间负担胎儿的重量。而胎儿的头直径有10厘米，要想顺利分娩，子宫颈和阴道都必须增宽。为了避免胎儿的头部撑破阴道，妇产科的医生们都会帮产妇把会阴切开。分娩后，会阴部的伤口还会很疼，产妇们坐都不能坐，大便的时候伤口会更疼，对产妇来说简直是种折磨。

产后子宫会收缩，缩小到原来的大小。所以产后除了调理好身体之外，还要做一些产后体操帮助子宫和韧带回到原来的位置上。产后产妇尽量不要抱孩子或者背孩子，也不要洗衣服或者干重活，这些需要腹部力量的劳动会拖延骨关节和子宫韧带的恢复。以前的妈妈们不是蹲着锄地，就是头顶箩筐或者背着孩子到处走，这都会造成子宫和阴道下垂，为此她们遭了不少罪。

产后一定要休息好，调理好身体，还要适当地做些恢复操，不然子宫和阴道就会下垂。说是这么说，但是等你生了孩子就知道了，生完孩子之后家务量起码增加5倍。一整天不停地哄孩子，又是抱又是背，还要喂奶，怎么能不用到腹部的力量？这样骨盆的荐肠关节就会变得松弛，骨头、肌肉和韧带也会大不如前，家务又重，产妇根本没有时间休息，这简直就是产妇的噩梦。子宫是由肌肉组成的，如果子宫失去弹性，就要补气补血。什么事情都有个最佳时机，如果等孩子稍微大点儿，终于能喘口气的时候，回过头来再想调理身体就为时已晚。

做些恢复子宫和阴道的体操

产后更让产妇伤心的是丈夫们欲求不满。晚上要给孩子喂奶，觉都睡不好，本来就没什么精力，老公这么个大人还在一旁吵着闹着要同床。产后一个月一般老公就会要求同床，但是那个时候妻子身体还没有完全恢复，阴道松弛，所以同床之后老公们往往会很失望。如果两三个月过后情况还是没有好转的话，老公们就会开始抱怨了。他们不认为是自己的生殖器官不够大，自己不够勇猛，反而埋怨妻子，说在里面的时候"就像在空气中挥动棍子一样"。老公们啊，你们总得给妻子们恢复的时间吧！

河素燕患者好不容易生了3个孩子。

"都说只要做了阴道紧缩术，老公就不会在外面胡搞，本来是挺犹豫的，最后还是做了。可术后阴道总是疼，也不润滑，很遭罪……"

女性本来就有追求快乐和快感的权利，结果她只把自己当成取悦老公的工具，最终给自己的身体留下了永远的伤痕。

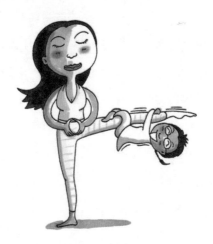

产后为了防止骨盆损伤和子宫下垂最好做些恢复体操。"阴道紧缩操"可以收紧你阴道的肌肉，消除尿失禁的担忧，同时你也不必担心老公会在外面胡搞乱搞。

下面是一位妈妈的亲身经历。这位妈妈有两个孩子，大的6岁，小的只有3岁。她既得照顾孩子，还得做家务，根本顾不上自己的身体，当她意识到问题的严重性时，就开始做阴道紧缩操。在努力地坚持两个月之后，她发现自己的阴道好像没那么松弛了。于是在某个火热的晚上，她就检验了一下这段时间的效果，当她闭着眼喊着"用力，再用力"的时候，老公竟然停下来了。怎么回事？原来正在努力奋战的老公兴奋得把避孕套脱下来了。呵呵，你可以想象吧！

现在就开始挑战一下吧。对健康百利而无一害，当然还可以使你更自信，同时还能增进夫妻感情。买了这本书不看别的，就算你只做这些体操，也绝对可以捞回本。看到妻子又吃补药，又做阴道保健操，这时候该轮到老公们紧张了，他们还哪敢往别处看，只有要求自己做得更好了。所以说阴道紧缩操的效果比你想象中的更棒。

怎样恢复子宫的元气

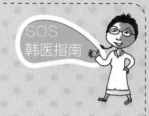

SOS
韩医指南

● 仰卧提臀

1. 仰卧，双腿弯曲成直角，双足平放在床上，慢慢抬高臀部。

2. 坚持一会儿，累了就休息，重复数次。这时候，你还可以看看书，读读报纸，一石二鸟。

此体操可以把支撑骨盆和内脏的肛提肌、耻骨直肠肌向上拉升，对于防止子宫和内脏下垂、痔疮、脱肛都有显著的效果。同时此体操还可以收缩腹直肌、大臀肌、比目鱼肌、大腿四头肌等，减掉腹部、臀部、大腿上的赘肉，使皮肤更具弹性。

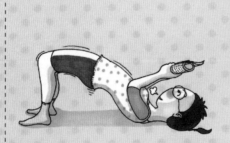

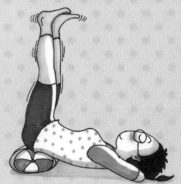

● 仰卧提腿

1. 仰卧，在屁股下面垫一个枕头。

2. 双腿向上抬起，脚尖向膝盖方向反弯使脚掌伸平，脚面与小腿前面尽量形成直角。

　　3.微微抖动两条腿。

　　毛细血管运动是为了促进血液循环。这是刺激毛细血管相对集中的大腿和胳膊，使血液流向全身和肾脏处的一种运动。

　　● 阴道紧缩操

　　此运动是为了促进位于骨盆的尿道，还有位于阴道和肛门处的耻骨尾骨肌和尿道括约肌的收缩。这些肌肉都是大小便时会用到的肌肉。具体做法是：

　　1.在小便的过程中，有意识地屏住几秒钟，稍停后再继续排尿；

　　2.便后或者空腹时绷紧耻骨尾骨肌，保持5秒钟。一天最好能做50次左右。做的时候岔开双腿的话效果更明显。长期坚持还可以预防大小便失禁。

卵巢是生命之源

伴随我们一生的卵巢

卵巢呈灰红色，里面分布着许多像珍珠一样的卵泡。一个卵巢的重量只有3.5克，相当于一钱金的重量。左右两个卵巢的重量加起来总共也不过7克。小小的卵巢就像是永不干涸的泉水，在女性的一生当中不断地创造奇迹。卵子成熟后，卵泡就像豆荚一样裂开，卵子就被排出来了。

进入青春期之后，女性的皮下脂肪日渐增厚，卵巢开始分泌激素，骨盆变宽，雌激素会刺激毛发生长，下体出现阴毛，乳房开始隆起。自此随着雌激素和黄体激素的分泌，排卵和月经每月都会前来报到。

月经能够增加血液循环，促进新陈代谢，就像花仙子手中的金粉一样带来奇妙的化学变化。卵巢分泌的激素包括雌激素、黄体酮、雄激素、睾丸素等几十种激素。激素的分泌就像环形地铁一样是循环的，只是它分泌的周期是一个月。到绝经之前它会持续30～35年的时间。

　　排卵是件很辛苦的事情，它排出了贵重的卵子。男性从青春期才开始生产精子，但是女性在出生的时候体内就已经有卵母细胞，就像是火种一直都不曾熄灭。怀孕第20周的时候，只有香蕉大的胎儿带走了卵巢里600万～700万个卵母细胞。人到了青春期优胜劣汰，卵母细胞的数量会减少到30万～40万个。初潮之后直到绝经为止，左右两边的卵巢会交替排卵，每次排一个卵子，在差不多35年的时间里会排出400～500个卵子。有精子前来报到的时候，这些卵子之中会有一个受精，你、我就这样诞生了。这就像中彩票一样，简直就是宇宙的奇迹！

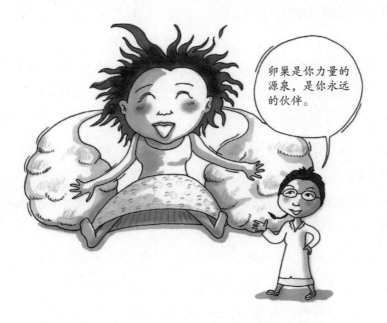

　　精子由一个承载着男性一半遗传基因的头部和一个用来游动的尾巴组成，数量是以万计的。但是卵子不只需要承载遗传基因，还需要装载受精卵所需的能量和营养物质，所以卵子比精子要大上千倍，重万倍。与精子相比，制造一个卵子要复杂得多，耗费的能量也要多得多，所以女性一生的排卵量仅有400～500个。

排卵的时候雄激素的浓度达到最高值。众所周知，雄激素是男性激素的一种，它可以激发像性欲这些人类本能的欲望。在绝经前后卵巢会大量分泌这种雄激素。当女性步入中老年阶段，雄激素会在脂肪组织中被转化为雌激素和黄体酮。富足的女性脂肪可以延缓衰老，促进骨骼健壮。这正是我们身体的智慧，多么令人震惊，又是多么令人欣喜啊！

大脑与卵巢之间相互作用

有个年轻女患者自我判断某月之所以没来月经，是因为没有排卵。

"大夫，这个月我的月经延迟了，怎么办呢？我排卵期的时候肚子总会发胀，分泌物也会与平时有所不同，所以什么时候排卵我自己就能感觉到。但是这个月竟然没有任何排卵的迹象。我是不是需要吃些月经促进剂之类的药？"

"以往你的月经周期都很规律吗？上个月你生活习惯上是不是有什么改变，或者是不是有什么事情令你很忧心？"

"原来是28天一个周期，非常准的。可是这次40多天了还没有来。不过我上个月出了趟差，可能因为时差的关系总觉得很累。最近又总是加夜班，感觉都快撑不住了，现在连月经都出来找碴儿。"

"卵巢会综合分析脑下垂体、免疫系统和神经系统给出的信号，总体把握身体的状况，再看看要不要排卵，是不是把排卵时间往后延，又或者干脆休息，总之大脑会做出最明智的判断。当身体很累或者压力很大的时候，卵巢会把排卵的时间向后拖。体力下降哪还有多余的血来供排卵和月经去损耗？大脑把疲劳的信号传递给了卵巢，然后引起了一系列的连锁反应。"

"那我还用不用打一针促进剂？"

"你不能简单地用加减乘除的方式来看待月经，把月经的延迟错认为是病。月经推迟了觉得闹心，把什么都怪在月经身上。其实是机体过于疲惫，才自动把月经推迟的啊！"

排卵以后子宫会为了胚胎的着床做准备，但是如果没有受精，子宫内膜就会脱落，最后就形成月经。如果生存都有困难了，机体就会自动延迟繁殖或者不繁殖。过去，一个妈妈会生很多的孩子，持续不断地怀孕和喂奶，可以让子宫和卵巢休息差不多10年的时间，在激素的分泌上也可以好好喘口气，子宫和卵巢可以趁此充电。所以那时的妈妈们很少患上妇科疾病。

卵子和输卵管

在人身体里的所有细胞当中，卵子是最大的细胞，而且形状就像球形一样完美，和地球的形状很相似。卵子之所以比精子要大上千倍，是因为在卵核里有23对染色体，卵子里还含有营养丰富的细胞质和数百个制造能量的小发电厂——线粒体，当然也少不了携带更多的母系遗传基因。

我们用肉眼可以看到卵子，直径约0.1毫米，就像个小小的句号。精子比卵子还要小。如果把卵子比作电冰箱，那么精子也就像放在冰箱里的鸡蛋那么大。韩国的崔载千教授著有《生命都是美丽的》《在女性时代男人们也化妆》等有关性生物学著作。他曾经用电子显微镜观察到，附着在卵子表面的精子就好比停留在月亮表面的宇宙飞船。

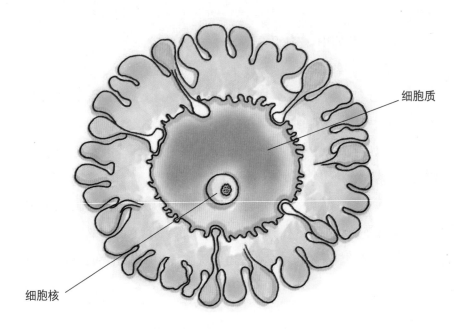

细胞质

细胞核

　　输卵管有着像海葵一样的触手，它会用粉红色的触手触摸卵巢的表面，找出成熟的卵泡。当卵泡破裂，输卵管会在盆腔中展开双臂，接住成熟的卵子。输卵管上有无数像触手一样的突起，这些突起使得输卵管就像一个真空吸尘器的吸尘管，可以把卵子吸入子宫以便受精。多么令人感动呀！

　　但是如果你总穿紧身衣，经常蜷曲着腿，总是憋尿或者便秘，就会压迫到腹腔，输卵管就很难发挥其应有的作用。

唤醒沉睡的卵巢——多囊卵巢综合征

月经失调，好几个月都不来月经，我把这样的卵巢称为"沉睡中的卵巢"。

我们的身体依靠生殖和生存这两个车轮带动着我们转动。生存是指在大脑、心脏等器官和肌肉骨骼系统的作用下人类所进行的吃、睡、工作、玩乐等一系列的生命活动。生殖是指脑下垂体收到大脑下丘脑发出的"排卵"命令，分泌激素，然后卵巢在激素的刺激下排出卵子的生理现象。

卵巢在准备排卵的时候会刺激子宫，使子宫内膜增厚，让子宫做好受精卵着床的准备。如果没有受精，增厚的子宫内膜就会脱落，随着经血排出体外。如果怀孕，排卵和月经都会停止，子宫就会专心地孕育受精卵。分娩之后子宫会收缩，和卵巢一起进入休眠期。在子宫和卵巢休息的时候，脑下垂体会刺激乳房分泌乳汁。直到停止喂奶，脑下垂体才会重新刺激卵巢排卵。排卵和月经这样的循环周期会持续30～40年，在这30～40年的时间里会不断地反复。这真的是一件非常复杂而又烦琐的事情。

但是如果生殖系统的平衡被打破，就会使得排卵不正常，出现月经不调或者经量减少的现象，同时还会引发多囊卵巢综合征。这些都会导致不孕，严重的还会引起早期闭经。如果是激素分泌失调或者子宫内膜出现问题，则会诱发卵巢炎症或者造成卵巢囊肿。如果过度减肥或者体重过轻，我们的身体就会认为现在处于非常时期而停止排卵。剧烈的运动、巨大的工作压力、长期熬夜等都很容易使身体自动停止排卵。未婚女性往往会觉得来不来月经无所谓，对此置之不理，但是结了婚想法就会完全不同，生孩子的压力会让你不得不正视这个问题。

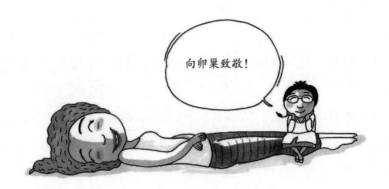

向卵巢致敬！

　　全女士已经30岁了，一年差不多就来一次月经，多的话一年3次。那段时间她跑过好多地方的妇产科，甚至还打过月经引导针，但是效果都不明显。超声波显示她患上了多囊卵巢综合征（其中一个卵巢发育不良，卵泡密密麻麻的，但是非常小），所以她所谓的月经就是没有排卵、单纯的出血症状。

　　月经不调、无月经、多囊卵巢综合征等症状在20岁左右的时候就应该治疗，因为这时候女性的私人时间较多。具体点儿说就是结婚之前，先依靠韩医调理一下生殖系统的气血循环，打通经络，使得子宫和卵巢机能恢复正常。同时还要刺激性激素的分泌，调节体重。

　　我这样告诉全女士："想要排卵，不能什么都不做，呆呆地等着。要消除脑部疲劳，让自己更女性化一点儿，给卵巢一点儿力量，科学治疗，放松心情，不能太紧张。"全女士按照我说的做了半年，竟然怀孕了，多么令人惊喜！还没等月经来，第一次排卵她就怀上了宝宝。世上竟会有这么奇妙的事情。之后就是结婚，生孩子，对于全女士来说真是喜事不断。

　　从月经可以窥探出女性的身心状态。用脑过度或是身心憔悴等身体所遭受到的压力和痛苦都会通过月经表现出来。用心倾听子宫和卵巢向我们传达的信息吧。给子宫和卵巢一些能量吧！让发育不全的卵巢重新找回活力，让干涸的子宫重新活跃起来吧。

要挖掘自身的女性美，树立积极乐观向上的生活态度。来一场甜蜜的恋爱或是不错的性生活都不失为一种好办法，看看言情小说或者爱情电影也可以。如果生存出现问题，生殖系统就会感到压力，所以别给自己太大的压力，少些烦恼，不要把自己弄得那么累，按时吃饭，保证充足的睡眠。只有放下所有的烦恼，大脑才有闲暇来考虑生殖问题，卵巢才会找回活力，排出饱满的卵子。

卵巢囊肿和不孕治疗

排卵期卵泡破裂，排出的卵子会流到盆腔中。在排卵的时候会产生1厘米～3厘米的囊肿，这是排卵过程中非常自然的现象，一般不会有危害，但是如果囊肿的直径超过4厘米就需要持续观察几个月。

如果卵泡持续增大，又不能把卵子排出来的话，可能引发疼痛。但是不要操之过急地动手术，先观察一段时间。囊肿的内容物包含一些乳液、血液和细胞组织，可以用加入香附子的青胞逐瘀汤来清除盆腔中的瘀血和痰湿，以此来做治疗。

我曾经给一个日本侨胞做过不孕治疗。她老公是独生子，加之公婆身体不太好，所以她非常想要个孩子。为了怀上孩子，她干脆和做老师的老公一块回到了韩国。小学的时候，她因为患上了严重的腹膜炎，已经切除了一个卵巢。当她来到我们医院的时候，我们发现剩下的那个卵巢里竟然长了一个大大的囊肿，根本不能正常排卵。在日本的时候，她什么检查都做过。讨论过她的病情后，我们决定韩西医双管齐下，尽最大的努力治好她。

妇产科给她做一些诱导排卵的治疗，而我则韩药和针灸双管齐下，帮她排出子宫内的寒气，同时抑制卵巢囊肿。她做了6个月的针灸，每次总是安安静静地来，躺在靠窗边的位置上。6个月之后她开始排卵了，卵巢里的肿瘤也变小了。

一天，她笑着和我说："大夫，可能因为就排了一个卵，所以又大又圆。这次做了人工授精但是没成功。"

"虽然有点儿遗憾，但是能排卵已经是奇迹了。你自己这么努力下次一定可以成功！"

此后，排卵就像打开的水闸一样，紧接着第二个月她竟然排出了3个卵子。可惜的是仍旧没有成功受孕。

一年之后的某一天，她打来电话说总觉得恶心想吐，自己认为可能是吃多了消化不好，想让我给她针灸一下。她一到医院，我直接让她去妇产科查查有没有怀孕。不一会儿，她就激动地拿着怀孕指南回来了。

"大夫，妇产科那边说我怀孕了。恶心想吐都是害喜的症状。没想到连人工授精都失败了，我自己竟然能怀上……"

她噙着泪哽咽得都说不出话来了，这时，我给了她一个拥抱以示理解。怀孕后不久，因为她公公生病了，她不得不挺着大肚子又回到日本。不久之后她从日本给我寄来一个画有富士山的红色袋子，我把它挂在办公室的墙上。在日本她又再次怀孕，顺利生下了老二。

当跟同为韩医的师兄姜明子大夫打电话聊起这个患者的时候，我们两人都感慨万分，觉得世上真的会有奇迹。难道你不被卵巢的智慧和生命力所感动吗？

怎样才能使卵巢正常排卵

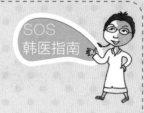

● 卵巢属于腹膜内位器官，与盆腔侧壁相接。你要经常地抚摸它，向它传达你的敬意。同时还要给后腰保暖。

● 如果下腹有瘀血或者湿气的话，就很容易引发炎症或者卵巢囊肿。这时最好的办法是用红豆热敷。把500克红豆放进棉袋子里，在微波炉里加热一分钟，然后放在下腹靠近卵巢的位置上就可以了。

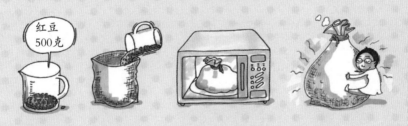

红豆
500克

● 最好不要穿丝袜、紧身衣、紧身裤、紧身牛仔裤等很紧的衣服，而且内衣一定要保暖。蜷曲腿、长时间站着或者坐着都很容易造成骨盘积淤，最好经常散散步。

● 多吃一些温性的食物，如大蒜、李子、杏子、西红柿、大枣、橙子、石榴等红色水果和籽类食物。香葱、韭菜、雪里蕻、水芹菜等绿色蔬菜也是不错的选择，吃的时候用热水焯一下就可以了。另外，还要多吃些豆腐、豆芽、大酱汤，多喝大酱茶，别忘了还要吃有机肉类。

大酱茶　有机肉

● 尽可能不要喝凉饮，或者进口乳制品。也不要吃那些高脂肪的食物，尤其是西方的奶酪和酸奶这一类乳制品。如果摄入量过多，会对身体造成一定的危害，要引以注意。

翻过10个山头才能怀孕

长途跋涉的精子

男性的生殖器官睾丸和阴茎都暴露在身体的外面，一旦充血阴茎就会勃起变大。有人说阴茎之所以进化得这么大这么长是为了更便于向卵巢输送精子。

男性一般从青春期开始就会射精，一次的射精量有2亿~3亿个精子。一次好几亿个，看起来好像有点儿浪费，不过一次的射精量之所以这么多，一方面是精子之间竞争颇为激烈；另一方面是因为要想授精，精子需要经历一段相当艰难的旅程。精子的头部装载着遗传基因，依靠围在脖子上的线粒体释放的能量，驱使鞭毛游动开始它漫长的旅行。这段旅程的距离大约是它们自身长度的3千倍。就像鲑鱼为了产卵，不畏艰难险阻，长途跋涉洄游数千公里一样。

卵子和精子的受精过程至今仍有很多难以解开的谜团。以前的说法是，游得最快的精子穿透卵子，受精就完成了。在这一过程中卵子只需要安静地等在那里就可以了。这只是从精子的角度来说明受精的一种"散入式"构想，甚至在早期的性教育课上老师也告诉孩子们应该为自己感到自豪，大家都是在数亿分之一的竞争比率中脱颖而出的优胜者，果真是这样吗？

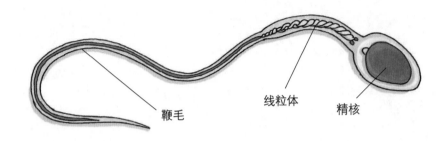

鞭毛　　　　线粒体　　精核

受精是怎样完成的呢

我比较喜欢的说法是：男女做爱之后，精液就被射到阴道里，精子的数量之所以这么多是因为要采取人海战术。在这场歼灭阻击战中，70%的精子会英勇就义。所以说当精子在努力奋战的时候，卵子怎么可能只是在那里隔岸观火呢？

当女性体会到快感的时候，阴道会产生分泌物，这些分泌物会让精子游动起来更容易。女性达到高潮的时候子宫颈部会下移，同时有节奏地收缩，以便吸取子宫颈部的精液。这一过程曾被实际拍摄下来。女性自己也会有感觉，到达性高潮的时候骨盆肌肉带动子宫向上收缩，同时吞吸精液。精液到达子宫大约需要30分钟，从子宫到输卵管还需要大约40分钟，精子才能和卵子相见。

精子是怎样找到卵子的？这是很多科学家的研究课题。受精的地方是在输卵管的壶腹，那里的温度要比其他地方高2℃左右，所以有的研究认为精子是靠着对温度的敏感找到卵子的。也有研究认为精子是在卵子分泌的诱导物质的引导下找到卵子的。还有研究表明精子是靠着卵子分泌的激素的味道找到卵子的。

"全靠你了，你一定要完成任务。"靠着共同作战和同伴的牺牲，极少数的精子存活下来，最终到达输卵管完成受精。而这并不意味着结束，在精子面前的是比自己大数千倍、重几万倍的卵子，卵子比想象中还要固若金汤，任务比想象中的还要艰难。

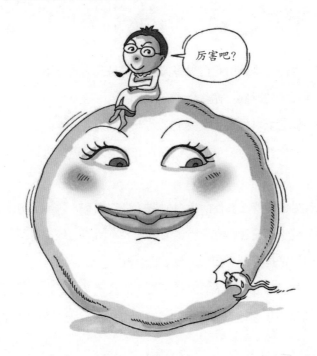

卵子只是安静地等着精子来受精的学说认为，精子的头部有可以溶解卵膜的酶，精子可以靠着这种酶顺利地钻到卵子内部。但是卵膜比精子的

头部厚得多，只靠精子自己的力量从卵膜上钻进去几乎是不可能的。

康奈尔大学的研究结果表明，要想钻透卵膜，需要不停地破解卵膜表皮上的生殖蛋白质密码。卵子也在做着测试，并不是在被动地等待，在无数的精子中只有通过密码测试的聪明的家伙才会被获准进入。这就是站在卵子的角度对于受精的说明。

受精并不是精子的单兵作战，而是卵子和精子共同奋战的结果。男性射精，女性吸入，各自贡献一半的种子，才合成一个受精卵。

怀孕是宇宙的奇迹

我们的身体总是带给我们很多惊喜，只是我们自己不知道罢了。当你好不容易才怀孕的时候，你就会深有体会。

第一，要遇上对的人（在数十亿人当中找到适合自己的人）。

第二，发生性行为，也就是要有射出和吸入的做爱过程（连身体都得契合）。

第三，男性需要在女性阴道内射精（当然也有人射不了精）。

第四，精子的质量得有保障，同时还要有活力（经常喝酒会造成精子畸形，同时精子也会没有活力，数量也会减少）。

第五，2亿～3亿个精子需要经过长途跋涉，穿过子宫，到达输卵管。而这个距离相当于它们自身长度的3千多倍。最终到达终点的精子也就只有100个左右。

第六，这时候还要保证卵巢能够排出健康饱满的卵子（很多患有卵巢囊肿、多囊卵巢综合征和月经不调的女性，因为卵巢机能低下，很难达到这一要求，所以好好保护自己的卵巢尤其重要）。

第七，要保证输卵管没有被阻塞，确保精子能够通过输卵管（卵巢炎、输卵管炎、子宫炎、子宫内膜炎、骨盆炎以及流产后遗症等都会造成输卵管堵塞）。

第八，卵子和精子有时候就像牛郎和织女一样，只有在正确的时间相遇了才能受精（选择怀孕的日子很重要，最好是精子提前到达，先在目的地等着）。

第九，受精卵需要在输卵管里待上一周的时间，完成细胞分裂之后才会移动到子宫。

第十，受精卵需要在子宫内膜上着床。

就这样翻过10个山头，在子宫内膜着床之后，还要等上280天。胎儿不是一个月就可以完工的作品。如果这10个月当中有什么闪失的话，一切都会前功尽弃。子宫太虚弱、子宫内膜不够厚实、受精卵不够健康，又或者有遗传方面的缺陷，都会导致流产。

任何一个过程都马虎不得，只有确保万无一失，新生命才能来到这个世界。孩子是我们的身体创造的奇迹！

能否怀孕男人也有责任

男人虽然坚持孩子是自己的血脉，但是他们却把怀孕的责任全部推给女人。我给很多想要孩子的准妈妈看病的时候，都会观察她是和婆婆一起来的，还是和自己的妈妈一起来的。如果她是和婆婆一起来的话，我说话的时候就会特别注意。如果问题出在女方的话，当着婆婆的面如实地说出来，就会让儿媳妇在婆婆那儿落下话柄。

婆婆通常会拿给儿媳妇抓药当借口，追问病因。虽然婆婆表面上看起来很和善，但是一旦夫妻之间起了冲突，婆婆马上就会站到儿子一边。但是如果问题出在儿子身上，是睾丸或者精子问题的话，基本上没看到有婆婆一起来的。这都是什么情况？我觉得婆婆真应该一起来，您得做好售后服务工作不是？

这些婆婆之所以跟着一起来，纯粹是想抓儿媳妇的小辫子。我一般会让他们的儿子也做身体检查。儿子检查的结果往往一塌糊涂，他们的生活习惯通常不好。这时，如果对他们说要想生个健康的宝宝，需要戒烟、戒酒、少吃肉的话，不用儿媳妇操心，婆婆就会盯着自己的儿子，效果会非常明显，夫妻关系也会和谐很多。

准爸爸应该做的事情都有哪些呢？在太阳下散步，阳光可以补充生成精子所需要的阳气；少上网，少开车，尽可能地避免电磁波辐射。不要总是蜷着腿，多走路，让骨盆适当地放松；烟酒会损害睾丸，人造奶油和肉类会阻塞阴茎血管，所以准爸爸们应该多吃些新鲜的蔬菜、坚果、海藻、五谷杂粮等，这些有助于精子的发育。

孩子更像谁

男性的性染色体分别是X和Y。X染色体上携带了2500～5000个遗传基因，而Y染色体只有X染色体的1/6大，所携带的遗传基因也不过50个左右。我觉得应该用小写字母y来表示Y染色体，可能是因为发现这一染色体的性生物学家是男性才用的大写字母吧！

来自Y染色体上的遗传基因很少，而儿子身上的妈妈的遗传基因有数千个。根据学者们的计算，儿子像妈妈的地方比像爸爸的地方多出6%。韩国的传统观念认为儿子是爸爸的种，如果让爷爷辈的人知道自己身体里的遗传基因和血液更多是来自自己母亲的话，不知道他们作何感想。崔载千教授曾经说过：

"精子只不过是个运送男性DNA的价格高昂的机器，换句话说它就是个运送遗传物质的快递员。如果真要追究血统的话，《圣经》中应该改成先有了夏娃，而亚当是用夏娃的肋骨造出来的。

"尽管受精卵细胞核当中的遗传基因来自精子和卵子，但是除了细胞核之外，细胞质以及细胞分裂所需要的各种营养成分都是由卵子提供的。成千上万的线粒体里承载着母系的遗传基因，所以单单从遗传物质上来看，卵子的贡献比精子要大得多。运送完遗传物质之后，精子对后续发生的事情根本帮不上忙，却在事后强调自己的作用，主张正统性，怎么看都过于牵强。"

你知道科学家都是怎样追溯血统的吗？他们是通过追踪母系的血统来寻找祖先的。就像前面所提到的Y染色体所携带的遗传基因只有几十个，没有什么辨别力。所以在寻找血统的时候需要挖掘X染色体所携带的母亲一方的血缘。细胞当中数百个的线粒体携带着母亲一方的遗传基因，所以要从母亲的一方寻根。因此主张"孩子只是男方的种"的观点是不正确的。

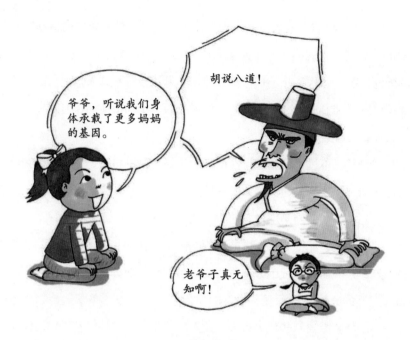

　　至少有一点男人们抹杀不了，那就是他们自己生不出孩子，要想生一个像自己的孩子只能靠女人。男人们是不是嫉妒啊？虽然叫唤着"孩子是我的种"，但是最终生出来的是"我们的种"。感谢女人吧！

爱你的月经吧

女性用身体谱写的典籍

月经就像一部拥有最高价值的生命典籍。这是从姥姥传到妈妈，又从妈妈传到女儿，血脉相承的一部典籍。小的时候，我们购买卫生巾只会去女性药剂师值班的药店，而且如果周遭有男性顾客的话，就会变得十分警觉，会藏起装在黑色塑料袋内的卫生巾。又不偷不抢，可就是觉得难为情。唉，买个卫生巾像上演邦德特工作战一样。

亚里士多德认为，月经会污染空气，会引起食物腐败从而引发疾病，所以对女性的月经他从根本上感到畏惧。而这种歪曲的认识在我们的生活中也根深蒂固。我也曾因为月经而尴尬过。在医院实习的那段日子里需要抽自己的血进行各种各样的检查，而血球的沉降指标会在月经期和肺结核阶段急剧升高，我做这项检查的时候正好是月经期，因为害怕其他男生知道自己正处于生理期，整日战战兢兢，倒宁愿他们认为我得了肺结核。

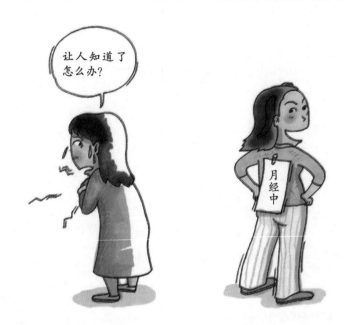

有人说小孩的灵魂会在天上俯瞰人间，然后会从中选择在哪位妈妈的子宫孕育降生。孩子是通过妈妈才来到这个世界的，如果女性不来月经的话，怎么排卵？不排卵又怎么能孕育出生命？

爱她，连她的月经也要爱

生理期的女人总任脉会变得异常活跃，充满创造力，思维敏捷，充满想象力，而且性欲旺盛。月经期流的血液，与单纯的血液相比，营养成分低，激素含量较高，杀菌能力强，血小板含量低，使得血液不易凝固，利于排出体外。厚厚的子宫内膜富含营养和激素，子宫内膜经过增殖期、分泌期然后才会脱落，月经由此产生。

在月经周期，子宫颈管黏液、子宫内膜、外阴部的分泌物会同血液一道排出体外。一个月的月经量相当于半包牛奶。一个人身体的总血量为5升左右，而女性一生所流出的月经血大约有40升，相当于8个人的总血量。这40升血液还不包含怀孕期供应给胎儿的血液和分娩时流出的血液。

女性是为了孕育生命才有月经，而我们却因为月经而长期遭受不公正的待遇和敌视。以前，有人认为人生而有罪，之所以来月经是为了赎罪，或者认为月经为不洁之血，对我们应该感谢的月经避之不及，这对女性而言极为不公。被不断洗脑的女性只要是关于自己身体的问题，总是遮遮掩掩，深感罪恶。英国某位高贵的男人曾经对着自己正在生理期的女朋友说过这么一句情话："我想成为你的月经棉塞。"甜蜜得让人听了都起鸡皮疙瘩。而这句话正好不小心被别人听到，顿时传为佳话。"爱一个女人，就应该爱她的月经"，我曾经做客FM广播节目的时候如此说过，结果当时主持人的脸都绿了。呵呵呵！

子宫的苦难

月经真正开始的位置是子宫。这座为了孕育生命而构建的宫殿，为了迎接生命的降临每个月都做着准备，当宫殿被拆除的时候，唯一能感觉到的就是月经带来的阵痛。月经不是困扰女性的疾病，而是身体在向我们发出信号："看看我吧！照顾一下我吧！"

月经是下丘脑、脑垂体、卵巢、子宫之间的激素在相互作用下，子宫内膜以一个月为周期自然脱落的一种现象。这其中只要有任何一个环节出现问题，月经就会失调。这就好比管弦乐队，要想奏出动听的乐章大家必须通力配合才可以。

因为全身衰弱或是贫血而造成的子宫发育不全、卵巢机能低下、激素分泌失调等都会使得月经延迟或者月经量减少，而心理方面的压力和精神忧郁也会使生理期延迟。有研究表明，女性在极端恶劣的战争环境下或者被监禁时，她们的月经会临时中断，这是机体面对非常规状态做出的应激反应，与月经相比，生存才是机体的第一要务。

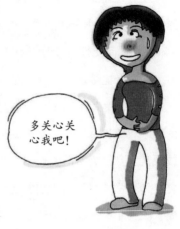

多关心关心我吧！

相反，如果子宫内膜增殖过厚，或者是由于子宫肌瘤而形成血块，不仅会带来严重的痛经，同时还会伴随大量出血。有时候瘀血凝结，血液的颜色会非常黑，黏性升高，像狗皮膏药一样。如果雌激素分泌过多，会使子宫内膜的血管、分泌腺以及黏膜组织过度舒张，进而引发疼痛。

子宫内膜组织碎片在生理期时会伴随出血而排出体外。如果不能及时排出，就会凝结成瘀血引起疼痛，进而引发子宫内膜炎。这些病症多发在上班族身上，而且近年来呈现明显递增趋势。

韩医认为的痛经原因

韩医所说的瘀血是指污血难以排出，淤积在体内，进而造成下腹酸痛、身体乏力、气色暗淡、雀斑丛生的一种症状。瘀血排出后，身体会觉得轻松，脸色也会变得红润，经期也会比较规律。韩医学认为痛经的原因主要由体寒、瘀血、痰湿、心火等引起。

·体寒所引起的痛经是指内脏温度低，经血不足，骨盆周围的肌肉同时收缩而引发的子宫疼痛。这种人平常体温低，消化不良，肠胃总是不舒服。

·瘀血所引起的痛经是指子宫内膜过厚，血液过分黏稠而引起的子宫疼痛。腹部手术之后，生理期时伤口处也会隐隐作痛。

·痰湿所引起的痛经是指凝结在盆腔的体液排不出去，形成痰饮，进而形成水毒而导致的子宫疼痛。

·心火引起的痛经是指由暴力、虐待、委屈而引起的愤怒和火气无处发泄而导致的子宫疼痛。

当身心上的痛苦传达给了子宫，子宫就生病了。痛经的时候很多人会选择服用止痛片。止痛片真的管用吗？能让子宫停止收缩吗？止痛片只是神经麻痹剂，它只是麻痹人对疼痛的感知，并不能从根本上解决问题。痛经的时候千万别忍着，在下次月经来之前做些治疗吧。

我们妈妈那一辈都是睡在暖炕上的，所以很少有人痛经。不只如此，那个年代的妈妈下身穿得很多，一层叠一层，很少有人体寒。现在的女性很少有人穿那么厚，都是短裙加上丝袜，小风在下面呼呼地吹。这也才不过50年的光景，现在的妈妈们穿的内裤还没有巴掌大，超短裙让下半身都露在外面，腹部能不受寒吗？妈妈们一定要让腹部保暖。

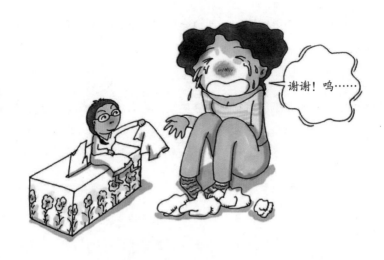

只有瘀血散了月经才能来

有个女大学生大学四年几乎没来过月经。吃了避孕药之后会来那么一两次，之后就没有了。虽然她自己很担心，但是她妈妈说自己以前也是这样的，只要生孩子不成问题，没什么可担心的，所以她就没做任何治疗。她是个模范学生，加上又是家里的老大，害怕家人担心就再也没对家人提起此事。

毕业工作之后，有一天，她一个人来到了我的医院。原来她马上就要结婚了，可是已经一年多没来月经了，她很担心。因为她未婚夫是独生子，她担心自己怀不上孩子。

当时，我都无语了。想怀孕也得看情况啊。既没有排卵，也不来月经，怎么能怀孕呢？连最基本的排卵和月经都没有，怎么可能生得出孩子？结婚要准备的事情一大堆，她忙得没时间做针灸，我只好给她开了一些韩药，千叮咛万嘱咐一定要按时吃。

还有三天就结婚的时候，她妈妈打来了电话，不分青红皂白劈头就骂。

"喂，你到底给我女儿开的什么药？孩子现在疼得死去活来的，直在地上打滚。你说怎么办？再过两天就要结婚了……"

"你女儿长时间没来月经，我给她开了一些调养子宫和卵巢的药。有没有可能是阑尾炎？"

"不是，为了结婚那天穿婚纱能好看点儿，她好几天都没怎么吃东西，说是要减肥。她现在的症状和痛经的时候一样，肚子绞痛。我女儿要是出什么问题你负得起责任吗？"这位母亲在电话里对我又吼又叫。

"可能是子宫的问题，带她过来吧，我顺便让妇产科的大夫一块给看看。"

"不去，还没结婚就去看妇产科，如果不小心把处女膜弄破了怎么办？"

我简直无语了。

"不然你在浴缸里装满热水，倒上半杯盐，让你女儿在水里泡一会儿。要是还没有好转的话，再来医院看看吧。"

我也是个普通人，当然也会犯错，犯了错之后也会后悔。遇到这种情况的时候真后悔自己做了医生。医生是救死扶伤的，一次失误都不能有。失误一次以前做得再好都没用。我不害怕他人的指责，只是那深深的内疚感让我痛苦万分。

第二天，我打电话一问，原来是来月经的前兆。只是经量很少，有点儿像狗皮膏药。那是一定的，一年都没来月经，像狗皮膏药一样的瘀血要想排出来，能不疼吗？坐在热乎乎的盐水里，让腹部和骨盆上的肌肉得到放松，月经自然而然就来了。

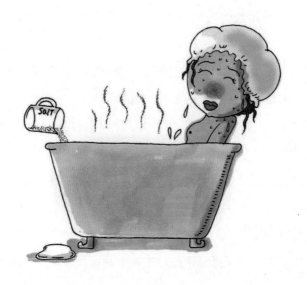

处女膜？是为了献给男性的贡品吗？那块小小的薄膜，医学教科书上根本没把它当回事……身体才是最重要的，是时候改变你们的思想了！

早期闭经！我这么年轻怎么会

一次，我去听哲学家姜新主先生的演讲，他讲了一个和我所学的专业有关的故事。说的是很多做电视节目的编导都不来月经。嗯？他怎么知道，对男人来说，月经还是挺神秘的。我也做过几期电视节目，非常清楚对于电视节目工作者来说，熬夜是常有的事情。从编剧到编导就没有不辛苦的，生活不规律，工作条件就更别提了。

崔女士被诊断为早期闭经。

"一周会有两三天熬夜加班，就算前一天加班，第二天还是要一早去上班。就算节目提早录制完了，到了晚上还要和演员、工作人员出去应酬、喝酒。这样的工作不知不觉已经10年了。我现在还很年轻，还想要个孩子呢。"

她有段时间月经不调，还去打了几次针。虽然身体已经拉响警报了，但是她根本没有多余的精力去调理身体。血液检查结果显示雌激素分泌减少，脑下垂体分泌的卵泡刺激素指数居高不下，由此导致早期闭经，心慌气短。

生殖活动是由脑下垂体分泌激素，诱导卵巢排卵，所以生殖活动是从大脑到卵巢再到子宫。卵巢收到指示后排卵，子宫收到指示后把内膜增厚，为受精卵着床做准备。如果没有受精怀孕的话，子宫内膜就会脱落并随着出血排出体外，这就是月经。所以月经只不过是结果，重要的在于是否排卵。

早期闭经意味着"大脑—卵巢—子宫"所形成的生殖系统提前死机。闭经是复杂的生活环境和健康状况共同作用的结果。没有比这还惨的事情了。你能体会那种把"我的青春还给我"、希望时光倒流的心情吗？虽然治疗并不一定能保证找回青春，但是过早地放弃更不可取。既然亏待了自己的身体，就要及时纠正错误。

生存和生殖两者是息息相关、密不可分的。如果生存出现问题，生活艰辛，身体就没有多余的能量让生殖系统正常运转。这时候就会停经，开始掉头发，身体就会自动调整为节约模式。那么怎样才能使身体恢复活力呢？要想让身体恢复活力，从大脑到卵巢再到子宫也就是说整个身体都要运转良好才可以。

在崔女士的治疗过程中，我给她开了一些韩药。俗话说得好，良药苦口利于病。同时，一周给她做一次针灸治疗，并叮嘱她要吃好睡好。整个治疗过程就好比给干涸的池塘重新注水。终于，她的月经又来了，多么神奇的魔法！

不要等到闭经了才开始着急，提前做好预防吧。

月经周期不是简单的算术题

一天，一个哺乳期有一年多的妈妈，给我打来了电话。

"大夫，上次月经结束到现在还没有20天，又出血了，已经好几天了，是不是血崩啊？"

"肯定不是血崩，别说这么不吉利的话，再等等看看，这几天好好休息休息。可能是因为身体过度疲劳或者压力过大引起的。你可能因为担心父母，精神过度紧张所致。月经周期恢复了，慢慢就好了。等下个月看看情况再说，不行的话，去妇产科看看，也可以过来找我。"

那之后，她没再联系我，我也把这事给忘了，几个月过后……

"大夫，您上次说对了，不是血崩，是来月经了。我去了妇产科，那里的大夫说得很严重，说是子宫内膜炎，也可能是由于子宫里不干净引起的出血。需要刮宫，严重的话需要把子宫切除，吓得我哭着跑回了家。不过这也是件好事，让我重新认识到子宫的重要性。"

"你两个孩子都是顺产，孩子都是母乳吧？这么健康的人还有什么好担心的？你肯定不会患上子宫癌和乳房癌的，把心放回肚子里。"

月经周期不准并不意味着不正常。激素分泌失调会引起子宫内膜细胞局部出血。这时候应该多吃些乳制品、肉类，忌酒，多吃菠菜、油菜、莲藕、圆白菜、西蓝花、韭菜、雪里蕻一类的蔬菜，吃的时候一定要弄熟了再吃。身体休息好了，子宫和卵巢会自我调节，慢慢就会恢复到正常状态的。

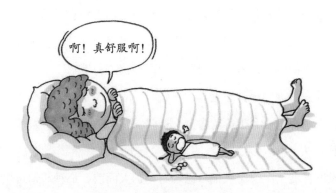

"因为要去出差，想让月经推迟几天来，就吃了点儿药，可是这都推迟好长时间了，月经还没有来。事后打听了一下才知道，那个药是避孕药，可我已经吃了，会不会对身体造成伤害啊？月经没来的这几天总是犯困，身体乏力，情绪低落，整个人都没精神。"

"月经是由激素调节脑下垂体、卵巢、子宫而形成的以一个月为循环周期的生理现象。本来它是在正常的轨道上行驶，但是如果你踩了紧急刹车，会发生什么呢？吃了激素药物，想让身体少出点儿血，你想身体和卵巢能不受到冲击吗？所以你需要给子宫和卵巢一些恢复的时间，慢慢就会好的。"

好好休息，相信自己的身体吧！

去妇产科的时候，你可以试试这样做

有个妇产科的患者和我说过一件事情。她说，躺在检查台上本来就很害怕，希望检查快点儿结束。那天，做检查的时候，大夫看到自己脱下的鞋很漂亮，她竟然穿着走了两步，最后还问在哪儿买的。

女人最忌讳的就是去妇产科。未婚女性更不愿意去。她们觉得痛经很正常，大多数人会忍着。但是如果你痛经痛得很厉害的话，千万别忍着。你可以试试下面的方法，鼓起勇气去妇产科检查一下吧。

躺在检查台上的那种感觉真的不好。有时候你希望大夫赶快给检查一下，自己先躺在检查台上等着大夫，这时候你会觉得不安、羞愧。最好不要穿牛仔裤去，因为穿牛仔裤的话，检查的时候你就需要把裤子全脱下来。在没准备的情况下突然把自己暴露在别人面前，那种心情可想而知。去的时候穿条宽松的喇叭裙或者长裙吧，如果能再穿一双到膝盖以上的丝袜就更好了。比起什么都不穿，裙子和丝袜起码可以让人觉得安心，给人一种被保护的感觉。所以，去妇产科检查的时候穿着长裙和丝袜去，它们不只是保温，也可以消除你的紧张感，让你的检查更顺利。

第二，利用笔记本或者手机做一下记录。很多患者在知道检查结果之后往往会迷茫、惊慌失措、精神恍惚，不知道大夫都说过些什么，就稀里糊涂地出来了。医院为我们做的检查不是免费的，我们是付了钱的。都做的什么检查，情况如何，如果需要动手术的话需要切除哪个部位，切除多少，都要一一问清楚。很多患者检查完之后根本说不清自己的病情。所以一定要问清楚，如果要做切除手术的话，要切除的是子宫，还是卵巢？如果要切除卵巢的话，切除哪一面的？是肿瘤的话，问清楚肿瘤到底有多大，具体到有几厘米，仅仅只知道自己身体里长了个鸡蛋大小的肿瘤是不够的。

第三，给自己做一个生理周期表。尤其是月经不调或者想怀孕的时候，最好列一张详单。记录最好做一整年，一个月一张，届时会一目了然。月经不调的时候做记录尤为重要。最好再加上都做了哪些治疗，这样就更完美了。这样在检查的时候你就可以清楚地告诉大夫自己的身体状况。

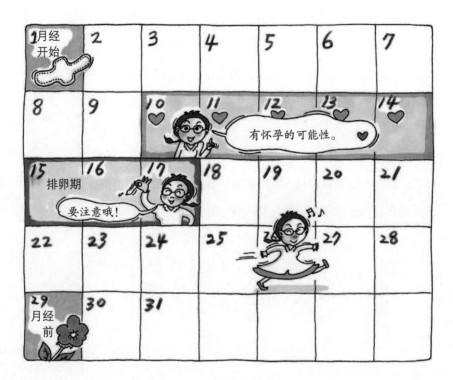

努力保护自己的身体健康

月经、怀孕、绝经都是一种生理现象，并不是疾病。大多数人的生理周期一般是20~40天，一年10~14次。也有的人一个月来两次月经，但是这种情况容易引起贫血和体力下降，最好想办法拖延一下。要是月经迟迟不来，就要看看是不是自己的身体太累了。在你抱怨月经不准、经血颜色不好、有异味之前，首先应该调理好自己的身体，让自己有个健康的身体。

　　身体不是机器，你不能要求月经像电脑、手表那样准时。所以计算生理周期的时候不能把它当成简单的算术加减题。在过去的农耕时代，女性一般都会生好几个孩子，几乎每个孩子都是母乳喂养，所以那时候女性的子宫和卵巢能够得到充分的休养。但是在当今社会大多数人都营养过剩，摄入的食物含有过多的激素，生的孩子又少，子宫和卵巢根本不能好好休息。

　　激素分泌过多，子宫和卵巢得不到充分的休息，长期超负荷运转，身体就容易出问题。就像树木需要冬眠一样，我们的身体也需要休息。各个脏器都有着自己的灵魂，它们都有自己运转的步调。

　　好好爱护自己的子宫，多给它一点儿休息的时间吧，这是个双赢的选择。

　　——药草田（yakchobat.com是我的网站的名字，同时也是我的ID）

痛经时止痛药也不管用

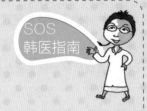

● 不要讨厌子宫和月经，它们并没有错。生理痛是身体在向你传达一个信号——让你好好爱护自己的身体。（一定要读一下第2章关于子宫内膜炎的内容。）

● 如果痛经很厉害的话，在来月经一两天前，下半身泡一下盐水。月经开始之后就停止泡。在下个月痛经之前最好去医院治疗。

● 把500克的红豆装在棉袋子里，放进微波炉里加热1分钟之后，放在小肚子上敷。当然你也可以用暖身贴，暖身贴可以持续保温几个小时。（盆腔炎患者禁用。）

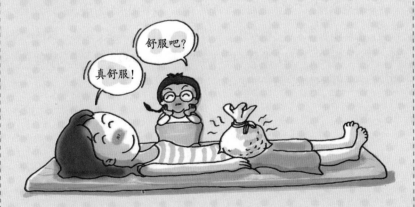

● 体质弱或者神经过敏的人更容易痛经。生理期的时候往往还伴随着消化不良、头痛、烦躁、忧郁、爱哭、全身乏力、浮肿、皮肤疱疹等症状。平时有贫血症状的、低血压的人在生理期的时候，往往都会觉得头晕沉沉的，眼睛发涩，严重的还会头痛欲裂、眩晕，这种情况就算吃止痛药也不会管用。因为这些症状并不是由月经引起的，而是由于平时身体虚弱，这些亚健康的症状只是在生理期的时候显现出来罢了。

● 生理期的浮肿是因为肾脏机能低下，水分不能很好地代谢引起的。当然还有可能是激素分泌造成的。浮肿的时候最好不要喝凉水、果汁以及各种碳酸饮料，也不要吃面食，可以多喝点儿玉米茶，因为玉米茶有利尿的作用。

● 慢性大脑贫血、疲劳、压力引起的忧郁等症状在生理期的时候会更加明显。这时候你可以多哭哭，把悲伤和毒素都排出体外，净化一下身体，哭完之后你会发现心情更舒畅。

● 注意饮食，不宜太过油腻。每顿少吃，最好喝些海带汤、豆芽汤、大酱汤，不要吃大鱼大肉。推荐你吃些雪里蕻、山药、荠菜、山蒜、浅蜊、海虹、紫菜、海带、莲藕、韭菜、圆白菜等。乳制品和过多的肉类会刺激子宫内膜，容易引起瘀血，最好少吃。

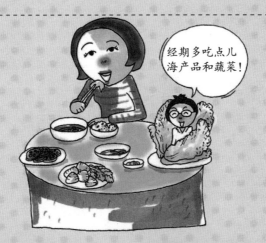

● 甘草、陈皮、香附子各10克放进500毫升水里煎煮，一天喝两次。可以帮助子宫恢复元气，缓解疼痛。

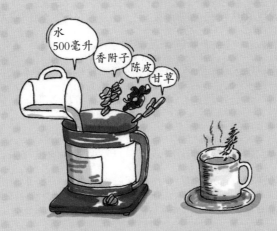

阴道的赞歌

阴门的独白

女性不太喜欢从自己的嘴里说出性器官的名字。阴门是女性特有的器官，英语叫Vulva，这么叫听起来就高雅了吗？

你怎么看自己的阴门？怎么对待它呢？忽视？假装不认识？需要的时候才用？不洁？羞耻？逃避？怨恨？厌烦？不舒服？害怕？痛苦？还是一无所知？……

如果你从没看过自己的阴门，或者只是偷偷地瞄过几眼，那么先去洗个澡，把自己洗得香喷喷之后，找个安静的房间，好好地研究一下自己的阴门。张开你的双腿，用个小镜子照一下，你就能看到它了。

大阴唇皮下含有大量的脂肪，兴奋的时候会充血。性交的时候皮下的脂肪组织会感到冲击和压力。妊娠期女性体内的血液循环量是平时的3

倍，这时大阴唇会呈紫色。

小阴唇位于阴道入口下方。小阴唇是女性在外面的性器官，它会分泌油脂来阻挡外部病菌的入侵。兴奋的时候小阴唇也会肿大两倍左右，就像是兰草和百合的叶子突然展开了一样。

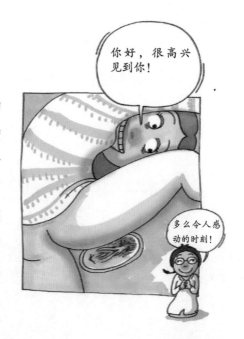

女性的性器官并不是左右完全对称的。有的女性觉得自己的性器官不好看，甚至会去做手术切除。我觉得这完全是一种不自爱的表现，女性应该树立自信心，多爱自己一点儿，纠正自己那些错误的观念。小阴唇多丰满多美啊，还有一个个的褶皱！既然都已经看到了，你可以顺便把它画下来，你会发现它很亲切，慢慢地你就会很喜欢它。

宝贵的阴蒂

阴蒂位于两侧小阴唇之间的顶端，阴蒂的上面有个像礼帽一样的阴蒂头。阴蒂头和阴茎上的龟头一样，上面分布着神经细胞，只不过阴蒂头还没有一块钱的硬币大。末梢神经像屋梁一样分布于阴道内壁上侧。阴道靠近膀胱的地方神经非常敏感，轻轻用手抚摸就会激发出快感。这就像是个礼物用来补偿女性的分娩之苦。

过去，很多男性科学家对于女性的阴蒂都有偏见。过去的解剖学家把女性的阴蒂称为"淫乱的器官""性交的罪恶"。阴蒂的海绵体上的神经细胞比阴茎上的要多两倍，这就会给女性带来爆发性的性高潮。

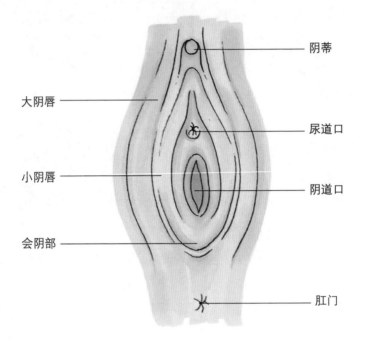

阴蒂会给女性带来快感，但是女性往往都对此闭口不谈。爱火一旦被点燃，下丘脑、阴蒂和骨盆内所有的神经束都会产生共鸣。令人震惊的是，性欲较强的女性，可以不断地达到性高潮。那男性呢？整个晚上恐怕也只有短短的那么一瞬间——3~4秒？

女性随着年龄的增长，感官会越来越发达，所以更容易达到性高潮。为了你的性福和快乐，阴蒂任劳任怨地付出着。分娩的时候阴道就像被撕裂了一样，会变得很松弛，性感觉会降低很多。所以趁现在好好享受阴蒂带给你的快乐吧。

阴道的赞歌

阴道是从阴唇一直延伸到子宫颈部的一条大约10厘米的通道。阴道由黏膜、肌层和纤维组织构成，它就像一个幽静洞穴。它是排出月经的管道，也是阴茎插入的地方，同时还是演奏快感的乐器。

平常阴道壁就像轻轻相握的两只手，是封闭的。当男女双方心心相印点燃爱火的时候，阴道会变得非常湿润，当阴茎插入的时候，阴道就像嘴一样不停地吸吮，爱火就会被熊熊点燃。

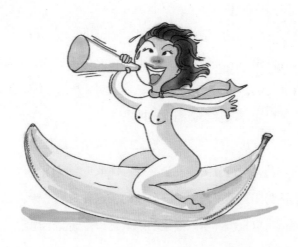

对于孩子来说，阴道是生命之门。婴儿的头和肩膀最少有10厘米～13厘米宽。分娩的时候子宫和骨盆肌肉会不断地收缩，以便把婴儿推出阴道。这时候内脏器官会被挤压扭曲，子宫就像要被撕裂一样，骨盆也会开裂，产道也要承受巨大的压力，这种分娩的痛苦是难以想象的。婴儿的头会把妈妈的阴道撕裂，所以婴儿出生的时候头上都沾着血。

女性的性神经细胞比男性多得多，所以性欲比男性强是一定的。女性一定要爱惜自己，身体里有这么珍贵的卵巢，不要随便滥交。

弗洛伊德曾经说过，女性因为没有阴茎，所以往往陷入巨大的自卑中。忘记这句话吧。不知是哪个作家曾经这么说过：

"女人全全全……都拿着性能良好的半自动手枪，而男人们只是拿着一把破猎枪，射一次就要重新上子弹，谁会想拥有这样的猎枪？"很恰当的比喻吧？

健康的阴道比口腔还干净

输卵管、内膜、阴道分泌腺分泌出的黏液、乳酸菌以及代谢产物和黏膜细胞混合在一起，在阴道内形成了一条流动不息的小溪。阴道津液含有白蛋白、少许白血球以及类似润滑油的黏液素，所以非常干净。排卵期的时候阴道津液的分泌会增多，生理期之后会减少，总是如此反复。但是如果服用了避孕药，阴道分泌物就会减少，性欲也会降低。

很多人认为阴道是湿漉漉、脏兮兮的，这种观点是错误的。阴道里的乳酸菌让阴道可以自净，所以健康的阴道比口腔还要干净。

这与大肠里有大肠杆菌的道理是一样的。乳酸菌会把阴道里的蛋白质和糖分解成乳酸与过氧化氢，而过氧化氢就是一种消毒剂，它可以消灭病菌和微生物，起到杀菌的作用。阴道津液就像养乐多一样干净，味道微酸。氢离子的浓度（pH值）在4.5以下，所以阴道津液的酸性和葡萄酒差不多，比黑咖啡酸，但是又不像柠檬那么酸。你如有勇气可以尝尝。

阴道炎产生的原因

阴道炎不管怎么治疗，总会反复发作。这让很多女性朋友十分困扰。在正常范围内分泌物多并不意味着会生病，就像有些人的体质易出汗。但如果是阴道炎的话，下阴会瘙痒，分泌物的颜色会比较深，比较污浊，量多且有异味。

阴道之所以健康是因为阴道黏膜有杀菌净化能力，但是一旦这种平衡被打破了，阴道就会滋生炎症。当机体免疫能力下降，特别是为了治疗感冒、肠炎以及其他炎症而服用抗生素的时候，阴道内的乳酸菌会被抗生素杀死，没有了乳酸菌，病菌就会入侵。阴道炎正是由于酵母菌和病原菌增多所引发的。

精液是碱性的，它的pH值是7.5。射精后阴道的酸度会降低，要想恢复到原来的酸碱值需要8个小时以上的时间。所以如果频繁做爱的话，阴道的生态平衡会被破坏，免疫能力会降低，就很容易感染炎症甚至患上性病。

炎症是一种慢性传染病，会在性爱伴侣之间反复交替传播。淋菌性尿道炎的症状在男性身上表现不明显，表面上根本看不出来，但是其症状在女性身上表现却尤为明显，就算治愈也会复发，所以最好是双方同时接受治疗。

"大夫，我吃了药，也打了针，怎么可能又患上霉菌性阴道炎呢？总是不见好转，痒得难受。用手挠过之后还会火辣辣地疼，这不能根治吗？"

这位患者因为分泌物较多，总是会垫上护垫，既不透气又瘙痒难受。

"你老公呢？经常出去应酬喝酒吧？你一个人治好了也没用，一定要和你老公同时治疗才行。"

事实上，我是想告诉她老公，她患上的阴道炎其实是性病的一种。在男人的世界里，饮酒、应酬、性买卖是形影不离的三兄弟。让老公也一起接受治疗，叮嘱他同床的时候一定要用避孕套。这么说，老公基本上都能明白是什么意思，毕竟是自己犯下的错误。试问有哪个妻子愿意往那方面想？如果阴道炎反复发作，老公或者情人有可能对你不忠哦。

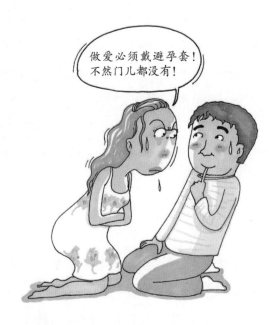

宫颈畸形和宫颈癌

崔小姐今年30多岁，未婚，因为感染了人乳头瘤病毒（HVP），导致子宫颈上皮细胞癌化，不得不做了"宫颈锥切术"。但是7个月后手术的部位还没有愈合，又复发了。大医院说如果还是不见好转，就建议把子宫全部切除。

"长期精神紧张、焦虑让我又患上了胃溃疡。大医院说像我这种复发的情况一年也不会有一个。"

不管怎么说，肯定是因为不想切除子宫，才过来找我。我指着照片给她解释：

"宫颈锥切术是由外向内切下病变的子宫颈。手术后还要看伤口的复原情况。你可能不知道，子宫颈部的神经很少，所以止血会很慢，再加上总会有分泌物流出，伤口愈合所需要的时间比想象中要长。所以这时候需要增强机体的免疫力。"

子宫颈就像是气球被绑住的部分。怀孕的时候子宫会增大、变重，但是宫颈会紧紧地束住出口。宫颈锥切术会使子宫颈部损伤严重，做了这种手术的人很容易流产。所以如果还没有怀孕生子，医生一般不会建议做这种手术。除非患了癌症，没有别的选择。

崔小姐是非常有名的研究人员，勇敢且意志坚定。毕竟连手术都做了，她很了解自己的病情。在不得不切除子宫之前，她想再做最后一次努力，尝试一下别的方法，再给自己一次机会。她决定在我这做3个月的韩医治疗，然后再去做一次细胞检查。我们约定在这100天里一定竭尽全力。

崔小姐还患有慢性过敏性肠炎。体力下降，体寒导致她的免疫力下降。针对这一点我加强了治疗。以前她偶尔会因为嘴馋吃寿司，还曾被送进急诊室。治疗过程中她很配合，没再吃过寿司。韩药加上一周一次的针灸，并且保证充足的睡眠，谨防感冒，这些都是最基础的治疗。崔小姐的这种状况也不适合在外面吃饭，应多喝些大酱汤，吃水泡菜。这些食物可以杀菌，有助于提高免疫力。

细微之处的改变，最终会带来巨大的转变。崔小姐3个月之后的细胞检查结果为阴性。一年之后，崔小姐手术部位也愈合了，没有任何的病毒，她痊愈了。

青春期之前宫颈细胞是立方形的，十分脆弱。青春期过后宫颈细胞会变为复层，这时候就比较厚实了。所以年纪轻轻就发生性关系非常危险。现在大部分年轻人只在月经后或者自认为不是安全期的时候，才使用避孕套。这种情况怀孕的概率还是很大的，并且还容易感染病菌和性病。

宫颈畸形是指子宫颈部发炎引起细胞变异的一种症状，严重的话会发展为子宫颈癌。

韩医治疗对"宫颈畸形""宫颈癌0期"有一定的帮助。所以不要灰心，也不必害怕。为什么会患上这种病？自己的身体状况到底怎么样了？仔细探究一下答案就出来了。手术之后一定要增强身体的免疫力，同时做一些促进黏膜再生的辅助治疗。

对抗阴道炎的方法

随便清洗阴道会破坏阴道原本的酸碱平衡，让阴道的状况更糟糕。分泌物多的时候不要用护垫，可以在内裤里铺上尿布或者多穿一条棉内裤，不仅不痒，还蓬松松的。

我曾经向一位医生朋友（男性）请教有什么良方能使阴道炎不再复发。

"好好用水洗洗。"

听他这么说我都觉得自己被侮辱了。哪有女人不洗阴道的，我还担心她们洗得太干净反而不好。男人完全不觉得自己的阴茎脏，尽管小便和精液都是从那里排出的。而女性的阴道和尿道是完全分开的，阴道干净得像养乐多，不知是谁给女性植入"阴道脏"这种错误的观点。

"男性有体毛是帅气，女性有体毛就丑死了，非得让剃毛、刮毛；太胖了不好看，走路要并膝；希望女性贤淑，文静；月经是不洁的，阴道是脏的。"

男权主义社会为了让女性听话，乖乖服从，他们给女性植入这些龌龊的观念，让女性觉得自己浑身上下没有一处是好的。电视机上接连出现的卫生巾广告都是重点强调"干净"，洁阴洗液主打"除味和清洁"，这些广告更加助长了女性不洁的自卑感。美国妇产科曾警告过女性最好不要随便清洗阴道。

那么，如何对抗阴道炎呢？

第一，不做爱，让阴道充分休息，同时增强免疫力。

第二，为了阴道的健康，我强力推荐大家使用避孕套，因为这不仅可以避孕，而且能有效预防炎症的发生。

第三，如果想爱抚和口交的话，洗澡和刷牙是最基本的常识。

为了阴道的健康，建议大家安全操作

子宫颈部和阴道黏膜的伤口会经过子宫向上传播，从而引发输卵管炎和骨盆炎。做爱虽然是肉体关系，但是可引起感染和外伤。阴道比阴茎的表皮还要薄弱，很容易充血，也很容易被撕裂。做爱时如果留下伤口，就像战斗中留下的伤口一样，也会引发炎症。做爱前一定要要求伴侣清洗生殖器和手。不过，这时候语气一定要委婉，不然会让他们不耐烦的。

各位，身体感到疲惫的时候，不要不顾自己的身体，因害怕失去对方一味地满足对方、取悦对方，义务性配合做爱，与做爱相比最重要的是休息和恢复。忍受这种粗暴的做爱，会给精神和肉体带来巨大的伤害，对女性来说，这是十分危险的。

不要折磨阴道了。做爱的时候一定要身心愉悦。性关系的发生应该更多地以尊重为前提，不要单纯地为做爱而迷失自我。温柔安全的性关系是两个人相爱的基本条件。

怎样才能治好令人头疼的阴道炎

S.O.S
韩医指南

● 提倡淋浴。如果总是穿丝袜、尼龙内裤、紧身衣的话，阴道炎永远不可能治愈。分泌物多的时候，最好不要用护垫，你可以穿两条棉内裤。

● 慎用洁阴液。如果阴道真的需要清洗，可以把过氧化氢和水按1:8的比例稀释后用来清洗阴道，而且一定要用开水。

● 阴道炎发作的时候，性生活最好停止2周到1个月，以免和性伴侣之间反复交叉感染。

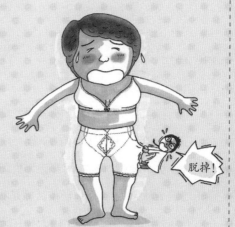

脱掉！

● 尽量少食用面包、啤酒、面食、糖、奶酪、饮料、冰激凌等，这些食物会促进微生物的繁殖，使微生物增多。

● 大蒜、桔梗、山药的抗菌效果非常显著，洋葱和西蓝花有利解毒，圆白菜可提升黏膜细胞的再生能力，同时有止血的功效。橙类和西红柿可以提供身体所需的维生素，增加细胞活性，延缓衰老。泡菜、大酱和水泡菜特有的活性菌可抑制阴道内有害微生物的繁殖。

让骨盆休养生息

缩着的骨盆

　　"每天都会腰疼，肚子下坠，腿发麻。白天对着电脑工作了一天，晚上回到家洗碗池里还有一大堆的碗筷。吃奶的小孩子不睡觉，吵着让你抱着，老大也说不想走，吵着闹着让你抱，每时每刻你不得不弯腰抱孩子。生孩子之前腰从来没疼过，现在真的是很疼。也拍过X光片，可大夫说骨头一点儿问题都没有。老公还以为我在装病偷懒，真是烦透了。"

　　"虽然大部分老公还是相当体贴的，但就是有这样冷血的老公，会不时地抱怨，别人家的媳妇都健健康康，怎么就你病歪歪的。那是他不懂，下次和你老公一块来，我和他解释解释。"

　　一般，对于腰疼的女人，你要让她说说到底是哪儿疼，一半以上的人会指屁股。没有生过孩子的人根本难以体会那种痛苦。

后腰椎形成骨盆的后壁，两侧的髂骨和后腰椎相连形成盆骨，我们坐立行走、生孩子、坐在桌前学习、大小便等都需要依靠骨盆的力量。髂骨支撑着两边的耻骨结合，盆腔就像洗脸盆一样大，中间是凹陷的，内脏、子宫、卵巢和膀胱就在盆腔里面。

只有地基坚固了，柱子才能立起来；只有骨盆足够结实有力，才足以支撑脊椎，才能负荷头部的重量。骨盆同时还向前后左右延伸，形成腰椎。根据连接的样子不同会给脖子和大腿造成不同程度的影响。

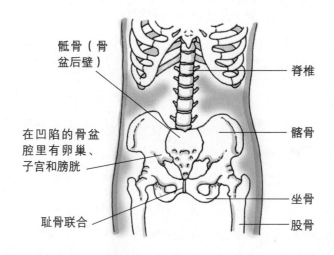

骶骨（骨盆后壁）

脊椎

在凹陷的骨盆腔里有卵巢、子宫和膀胱

髂骨

坐骨

耻骨联合

股骨

屁股上的髂骨关节上附着软组织和韧带，怀孕、分娩以及经常席地而坐的生活习惯会使得荐肠关节松弛。如果屁股受到重伤，肌腱就会松弛。长时间坐着或站着也会使肌腱更加松弛。女性要经常背着孩子，这会让女性的骨盆后移，孩子的重量也会使得女性的身体前倾，脊柱移位。所以说生孩子辛苦，养孩子、背孩子更辛苦，骨盆遭罪啊。

骨盆提供胎儿骨骼发育所需的钙质

胎儿骨骼发育所需要的钙质是从哪里来的？是由妈妈的骨骼，特别是由最大的骨盆骨骼提供的。一天，有位患者跛着腿来就诊，自从生完孩子之后，她屁股总是疼，腿部浮肿，小腿还抽着疼。

"本以为是因为腰椎间盘突出引发的腰疼，但到医院检查后，大夫说不是。我物理治疗也做了，却始终不见好转。现在，连骨盆也开始疼，就像扭伤一样。小腿还浮肿，总是抽疼。虽然我已经结婚，但痛经的症状仍然和以前一样严重。"

"好好想想，你分娩的时候，只有肚子疼吗？"

"当然不是！分娩的时候，腰像要断了一样，屁股疼得也好像要裂开了。生完孩子以后，整个屁股连动都不能动一下。生理期的时候，腰会酸疼，我不知道为什么会这样，简直郁闷死了。"

"看一下你的检查结果，看这里，你的腰部前凸，屁股后移。屁股之所以疼，是由骨盆后移以及关节增大引起的。坐骨后移会压迫神经，导致小腿浮肿和抽筋。病因在骨盆上，病痛却体现在大腿上，很容易被混淆，错当成坐骨神经痛。

"怀孕之后，因为需要肩负托起子宫的重任，韧带会增大。按压骨盆那里的神经，屁股会感觉到明显的疼痛。分娩的时候骨盆会打开，分娩之后如果骨盆没有愈合好，就会引发骨盆疼痛。所以生完孩子之后，老人会不停地在我们耳边念叨要坐好月子，听得我们耳朵都长茧了。"

"孩子出生不久就患上了黄疸，我一刻都不能休息，更别提好好坐月子了。"

产后是产妇身体最虚弱的时候，偏偏这个时候繁重的家务接踵而来。

总是抱着孩子喂奶，手臂不堪负荷，会酸痛。膝盖、腰、脚踝等全身关节也会疼痛，所以产妇一定要注意不要让骨头和关节的负重过大。

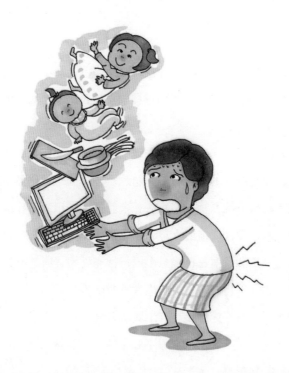

办公室的椅子全都是根据男性的体形设计的。女性坐在这样的椅子上会使她们上身前倾，屁股后翘，这种坐姿会导致骨盆后移。很多女性爱穿高跟鞋，经常穿高跟鞋也会让骨盆后移。X光会发现腰椎间盘是否突出，但是骨盆后倾以及髂骨关节韧带的病变在X光照上根本看不出来。

产妇一定要好好调理自己的身体，帮助子宫收缩和骨盆回位，特别是喂奶的时候，一定要坐在椅子上，让两腿自然垂地。

年纪大了，骨盆也会变脆

年轻的时候腰疼还能坚持一下，但上了年纪，腰一疼就会让人受不了。X光显示的一切正常只代表着腰没有断，并不意味着不疼。腰疼并不只是因为腰椎间盘突出引起的，骨盆的髂骨关节连接不够紧密，或者软骨呈退行性病变都会引发腰疼。虽然这些病症在X光照上看不出来，但病痛是确实存在的。

一辈子都在厨房工作，总是蹲在地上摘菜、刷碗，有时还需要提重物的大婶；头上顶着沉重的行李劳作的老妪；怀孕的时候仍然站着讲课的教师；一刻也不能坐下的百货公司职员；弯着腰蹲在田里劳作的老妇；因为老公不避孕，做了多次人流的女患者；为了生个儿子，一个接一个生的大婶，这些人的脊椎和骨盆都已经患上退行性脊柱炎，听起来好像不那么严重，但事实上患上退行性脊柱炎的患者骨质疏松且脆。

"全身上下没有不疼的地方。下腹坠着疼，疼得自己都想砍自己。全身疼得就像针扎一样，晚上根本睡不好。因为不能做手术，什么偏方都试过，连红花籽茶我都喝过。"

"骨盆变脆，你肯定不能换个新的，所以根本无法做手术。不过，最近韩医针灸理疗效果不错，我给你针灸一下吧。"

韩国人喜欢坐在地上，把膝盖立起来。这种席地而坐的生活习惯会让骨盆更加不舒服。希望大家参考一下"骨质疏松"那一章。首先我建议大家坐椅子、睡床。给父母送礼物的时候，不要送褥子，送一个铁质的硬板床更合适。

远离高跟鞋和紧身胸衣

再说一下女性的高跟鞋。穿高跟鞋会让骨盆后移，使得骨盆扭曲。人们称高跟鞋为"kill hill"，之所以这么叫，是因为它会让腰折断。和洗脸盆一样大的骨盆后移的话，就意味着形成骨盆的各个骨骼之间的连接会出现松动，就像脸盆漏水一样，这样松动的骨盆很难承载婴儿的重量。

在2014年金球奖的颁奖典礼上，女演员艾玛·汤普森把15厘米高的名牌皮鞋当众扔了。高跟鞋是女性的噩梦，艾玛之所以如此做，正是在告诫人们这一点。

皮肤的感觉神经十分发达，一根头发、一粒沙子都逃不过它的雷达扫射。紧身衣会给皮肤造成压力，从而使身体陷入疲惫。身体不舒服，心脏负担增加，呼吸也会变得困难。谁说紧身衣可以减肥？挤压能减少的是空气而不是肉。

有位女士不管去哪儿，都会劝别人"脱"，劝人除去胸衣上的铁圈，劝人脱掉紧身衣。下面是她在网站上公开分享的一段自己的亲身体会：

"内衣、内裤、外套……只要是紧身的我都不穿。自从不穿紧身衣，我的身材不知变得有多好。以前穿紧身衣的时候分泌物特别多，紧身衣在身上留下一道道勒痕，把赘肉挤得这一块那一块的。紧身衣还会造成消化不良。而现在身体好像能好好呼吸了。有时睡觉的时候，我还会脱得光光的，裸体和被子之间摩擦产生的刺痒感也很舒服。这些全都是从我正视自己的身体开始的。"

缩小版的女人和伸展版的男人

　　电视上经常会有模特出来教大家怎样的姿势看起来更性感。怎么说的来着？为了让腿部显得修长，最好扭成"S"形曲线，身体向旁边倾斜。如果身体真的扭成"S"形曲线，骨盘就会倾斜歪曲，同时脊柱和脖子会像比萨斜塔一般倾斜。肌肉扭曲会使腰、脖子和肩膀的肌肉紧张，这就是"S"形曲线的内幕。

　　双腿扭成麻花，就会形成内八字腿，屁股也会变大。你是不会想变成这样的女人的。女人的骨盆需要生孩子，所以会比较宽，男人的骨盆比较窄（男女骨骼根据骨盆来区分）。如果想让骨盆变得结实，坐着的时候，两腿要自然打开，和骨盆同宽。为了你的骨盆，别扭着双腿了。

强健骨盆的方法

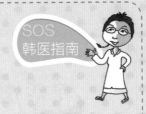

● 把小腹当成锅盖，肚脐眼当成锅把儿。深呼吸有助于按摩内脏，同时加速大脑的血液循环，还可以减掉腹部的赘肉。

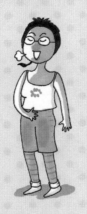
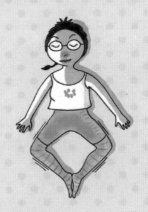

● 平躺，像青蛙一样两腿弯曲，两个脚底板对齐。保持这个姿势上下耸动20次。

● 平躺，两腿并拢，屈膝，双手抱膝。早晚各做一次。

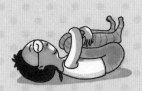
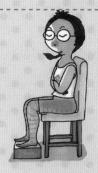

● 坐着的时候，不要坐在椅子边上，要背靠椅子背，把屁股沉入椅子里。如果椅子太高，不要穿高跟鞋，在脚下垫上东西，让膝盖的高度高于屁股。这样可以缓解腰部肌肉的紧张，对骨盆百利而无一害。

● 要想使骨骼和软骨更加强健，最好多吃一些温性食物。例如含有丰富胶原组织的牛尾汤、海螺、鱼类以及肉类中的肌腱部分。清獭酱、大豆、鱼干儿、萝卜干儿、雪里蕻、香菇等和其他蔬菜搭配，尽量多吃一点儿。

女脂男肌

讨厌软弱无力的自己

我很讨厌电影中的一些场景，例如女主角向自己的爱人撒娇："亲爱的，来抓我啊！"然后就被抓住，或者是女主角挨了个耳光哭得稀里哗啦的。我上高中的时候，曾经作为弓箭手参加过全国运动会。所以刚上大学，我就去了射击场学习打枪。那时，我想就算自己力气不如男性，至少手中得握有武器。毕竟儿童性暴力、女性性暴力、家暴案件逐年增加，我得想办法保护自己。

我最擅长的是针灸，在韩医院弯腰给人做针灸到现在有30多年了。周末，我会背着背囊，去郊外徒步行走，让经常弓着的背得以舒展放松。不过每次爬山的时候，呼吸都会很急促，呼哧呼哧地喘，大腿还直打哆嗦。

"哎哟，我的天，别人爬山也像我这样吗？为什么无论我怎么锻炼就是不长肌肉呢？锻炼到这种程度应该长肌肉啊……"

唉，真不公平。记得有一次，儿子太淘气，我刚打了他一下，就被他抓住手腕，开始挠我痒痒。上火呀，给他喂奶的是我，赚钱养他的也是我，结果他竟然比我的力气还大，这都是什么事啊？

女性的脂肪是进化的结果

雌激素生成脂肪，雄激素生成肌肉。肌肉的体积虽然不大，但是会燃烧自身的能量带动骨骼运动。脂肪的体积要比肌肉大4～8倍，所以在身体里所占的空间就会很大。脂肪不会被消耗，会一直储存在体内。也就是说，肌肉会产生运动，而脂肪只会占着地方。

女性的身体会不断地积蓄力量，为生养孩子做准备，这都是进化的结果。在身体的有限空间里，脂肪多了肌肉就少，肌肉多了脂肪就少。因为女性身体内有子宫这个高机能的脏器，她们需要怀孕、分娩、哺乳，所以女性需要储存脂肪来积蓄能量，她们的肌肉就会相对不足。换句话说也就是硬件大，软件小。

男性的脂肪占身体的15%左右，而肌肉相对较多，所以男性的力气比女性要大得多。女性的脂肪占身体的27%。1克脂肪的热量比肌肉高两倍左右，不吃不喝可以维持40天。

女性身体里脂肪的含量最少也有23%，只有这样每个月的生理才会比较规律。拼命减肥，会使得生理期中断，还会导致脱发、皮肤皱纹增多。天气冷的时候，男性的肌肉会颤抖产热用以维持体温，而女性厚厚的皮下脂肪会帮助女性抵御寒冷。相同的体重，女性因为脂肪占据的体积较大，所以会更显胖，男性因为有肌肉，所以看起来不怎么胖。所以广大女性同胞们不要再批评自己的体重了。

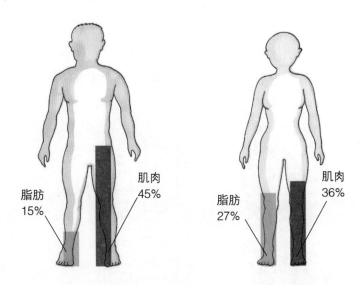

脂肪
15%

肌肉
45%

脂肪
27%

肌肉
36%

女性的怀孕肚，男性的啤酒肚

　　木兰女士产后体重增加了10千克。他老公觉得这样的她"很恐怖"。产后产妇的身体还要积蓄养孩子的能量，所以体重不会锐减，这使得很多产妇非常苦恼。而男性呢？就算他们的肌肉全部转化为能量，一般也不会长肉。那他们的小肚子从何而来？他们的小肚子大多是因为运动不足。

　　妻子产后和有啤酒肚的老公一起运动，妻子的减肥效果却不如老公明显。这是因为女性的肌肉本来就少，就算运动也不会消耗多少肌肉能量。而男性稍微做点儿运动，肌肉就会迅速燃烧释放能量。所以男性很容易就可以减掉赘肉，效果会非常明显。有位老公曾经这样数落他的妻子：

"我老婆在家懒得跟什么似的，根本不做运动，体重暴增，努力锻炼试试，体重怎么能不下降？"

他的妻子听了该有多伤心啊。老公们，你们也生个孩子试试。能安心地吃个饭，好好地睡个囫囵觉吗？孩子会像树袋熊一样黏着妈妈，抱起来放下去，胳膊怎么能不累？腰又怎么能不酸痛？全身上下没有没贴过膏药的地方。

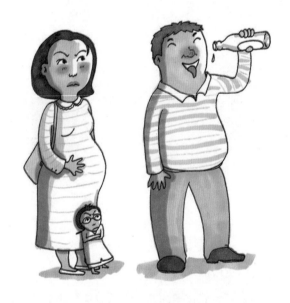

"竟然说我不做运动？如果我的作息也能像你上班一样规律的话，谁都能做。让我休息一天，你一个人看着孩子试试。"

男性和女性的身体完全不同，夫妇之间因为缺乏沟通和理解，双方的争吵会越来越多。

练练肌肉让大腿更结实

灵长类动物按块头大小排序依次为大猩猩、人、黑猩猩。母猩猩绝经后，大都会死去。而女性绝经后至少可以活30年以上，据说是因为人类的脂肪厚的缘故。

在冰川时期那样恶劣的环境下，女性依然生存了下来，这反而使女性成了暴力和被逼迫的对象。从世俗的眼光来看可能只有闭月羞花似的女人才能被称为漂亮。但是太瘦的女人就没有力气，该如何生存？一天，有位年轻的女患者来就诊，这位女患者腰身纤细，手臂消瘦，脸色苍白，毫无血色。

我建议她："除了吃药还要多晒晒太阳。从现在开始增加运动量。20多岁的时候应该使肌肉和骨骼的力量达到巅峰，这样上了年纪之后，身体才不会过分虚弱。"

"如果运动的话，就会练出肌肉，我不喜欢。"她很生硬地拒绝了。

如果肌肉是那么容易就能练出来的，我还求之不得呢。

我们有一千个一万个理由让自己变得强壮。内脏器官的运动需要能量，生存也需要能量，我们的现在和未来都与能量息息相关。虽然运动不是包治百病，也不一定会让忧郁症消失，不一定会让你觉得幸福，但是至少当身体运动的时候，会促进血液循环，提高血氧浓度，让人勇气倍增，同时还会让人更有自信，精神焕发。像电影《地心引力》的女主角桑德拉·布洛克那样练出自己的肌肉，让自己变得更有力量吧！

给男人加油吧

谁承想男欢女爱竟这么折磨人

医学院的解剖课大都让人毛骨悚然，而解剖学的教授往往也很凶。在一年级的解剖课上，我竟然冒冒失失地和教授说："教授，我要去昌庆宫看腽肭脐！"短暂的惊愕之后，全班哄堂大笑。腽肭脐其实就是海狗鞭，我连这个都不知道，竟然闹了笑话。托我的福，那年全系的人都去昌庆宫看了海狗鞭。

令人震惊的画面——两头黑猩猩竟然旁若无人在激情交配。看到我们，它们也毫无顾忌，一副理所当然的样子，好似在说"看什么看"。那眼神就像马奈《草地上的午餐》的主人公赤裸裸地看着裸女的眼神。如果看到这幅画而想入非非的话，那你真是思想邪恶，应该被揍一顿。

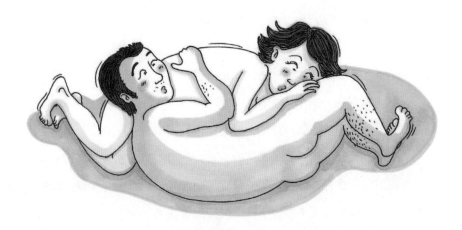

　　在这凄苦的世界里，男女相恋竟这么折磨人。借着写这本书的机会，我看了些色情书和电影，例如电影《羞耻》《性爱巴士》《亲密治疗》，还读过《阴蒂文化史》。

　　正因为有了性，人类才会这么有福气，这么幸运。在动物的世界里，雄性往往会冒着危险去染指首领的爱妾，但是一旦被发现，它们就会被驱逐出群体，或者被杀死。在动物的世界里，雄性只有够强壮，才能获得独占雌性的权力。但是人类社会是一夫一妻制，所以几乎所有的男性都有自己的另一半。看，人类多么有福气。人类的求爱，并非只有强者才能得到，更多取决于爱情的力量。

要比大猩猩更自信

　　各位男士看到自己下面那个物件不用叹气。大猩猩和金刚的块头在灵长类动物当中居于首位，但是它们下面的那个物件也只有3厘米，也就我们拇指那么大，每次射精数量也只有6000万。它们的块头比人类大3倍多，胸肌发达，再加上性感的屁股，与这些相比它们下面那个物件真的是有点儿小了。在非洲的某个部落，如果把男性下体的物件与黑猩猩的相提并论，就算是对这个人的莫大侮辱。猩猩下面的物件虽然只有3厘米，但是它们做爱的时候姿势多种多样，时间也很长。

从这点来看，黑猩猩是靠自己的力量，把后宫建立起来的。表面上看来，雌猩猩属于首领，但是其他的雄猩猩会寻找一切机会与年轻的雌猩猩偷情。从优生学的角度来看，年轻的雄猩猩更健康，与它们交配，生出的小猩猩也会更健康。连我也很喜欢花美男，能怎么办啊？人无百日好，花无百日红，首领最终会被更为年轻的黑猩猩打败，落得个被驱逐的下场，这是它们的宿命。

男性的皮肤比黑猩猩更加光滑，身材也更加完美，屁股也很可爱，下面的物件更为粗壮，一般有10厘米那么长，够壮观的吧！这是地球给人类的祝福。曾经有电视节目介绍新几内亚岛上的达尼族的风俗，该部落的男子全都赤裸着上身，只戴着瓠子壳制成的套子护住下身，这种"安全套"用瓠瓜做成，称为Koteca，套在阳具上。有的Koteca足有60厘米长。难道这个节目是为了吸引观众的眼球夸大了事实？当然在澡堂或者洗手间的时候，请不要再和他人比大小，要努力改掉这个坏毛病。

如果肚子上的肉太多，下面的物件就看不着。肚子上的赘肉减了之后，就会非常明显。喝酒后会延长阴茎勃起的时间吗？不会！酒精会抑制雄激素的分泌，使得性欲和性机能低下，降低快感。过多饮用咖啡，会刺激神经，使得神经兴奋，同样也会降低性欲。这就是工作繁忙的男性做爱时会紧张的原因。

坦然面对，勇于接受

割礼就是割掉阴唇，然后缝合，只在阴道外留一个大豆般大小的小孔。小便和经血都只能从这个小孔排出。所以经历过割礼的女性在小便和经期的时候会苦不堪言，就像分娩的时候那样痛苦。虽然是风俗，但是我认为还是太过残忍了。在实行割礼的国家，人们认为阴蒂是最淫秽混乱的。从嘴里说出"阴蒂"这两个字，也会让她们觉得是一种侮辱。阴蒂是上帝给人类最棒的礼物，它唤醒人类对性的渴求，带给人类无尽的快乐。

地球上对女性的虐待和凌辱一直在进行。肯尼亚的官方法律禁止割礼，但是在苏丹和罗马尼亚等国家接受割礼的女性数量依旧惊人。可你知道吗，在罗马尼亚和苏丹，有权势的男人仍然会娶阴蒂完整的肯尼亚女子，这像话吗？

美国总统奥巴马曾经发表过有关大学性暴力和战争的演说。美国法律规定就算是双方同意下的性行为，只要有一方在中途要求停止，另一方就必须终止，此项规定非常严格。另外，在美国就算把对方当女儿看待，随便抚摸对方或者拍对方的腰，都属于性骚扰。

援交就是男人利用自己的金钱和地位进行的一种性交易。不过从根本上看，有的男人之所以采用这种方式，可能是因为他们内心极度不安或者自身极其自卑。这种心理让他们觉得自己不配得到爱情，从这点上来看这些滥用权力的男人内心往往都是惶恐不安的。某个阅人无数的酒吧老板娘看透了这些男人的本质："他们之所以吹牛、说大话，实际上是想掩饰自己真实的一面。"韩国小说家黄晳暎曾说过一句名言："有能力的人不会到处吹嘘。"

女人的嗅觉很灵敏，对低沉沙哑的嗓音也毫无抵抗力。所以当男人把自己洗得香喷喷的，躺在床上，手抚着羽毛求爱的时候，虽然对于男人来说这样做并不容易，但女人一般都抵抗不了。看看那些企鹅，这些求爱伎俩连它们都懂。

男人也不容易

男人也受罪。他们会经受包皮手术的痛苦，承受他人说自己的阴茎是小辣椒的嘲弄，还要承担作为男人的压力。如果妻子开口闭口说"男人要……""因为是男人就要……"哪个男人听了会不生气？韩国的男人还得去参军，生了儿子之后要操心的事情一大堆。回到家后就能休息？话是这么说的，回到家一看，卧室被妻子占着，厨房也被妻子占着，孩子们的房间也去不得，只剩下客厅的沙发和阳台属于自己。除了在沙发上躺着，也就只能趁着妻子不注意去阳台抽抽烟了，这样的男人还能被称为一家之主？可别吓我了。

累呀，累呀！家里的负担很重，要时刻担心会不会被辞退，还要关心房贷，再加上年迈的双亲，这些压力使得他们失去了做爱的兴致。要让他们说说什么时候老婆是最漂亮的，他们会异口同声地说是老婆说要带着孩子回娘家的时候。表面上他们依依不舍，其实内心早就乐翻了天。有时候他们也会想早知道不结婚了，自己赚钱自己花，想摄影就去摄影，想钓鱼就去钓鱼，想去野营说走就走。没结婚的话他们能做一切自己想做的事情。婚后放弃自己梦想的，不单单只有妻子，男人放弃的东西更多。

破旧的棉内裤和口交

有个网友在我们医院的网站上上传了一篇题为《我所期望的性爱》的文章，我是这样回复的："问问你自己到底有没有那么吸引人，竟然要求老公做这做那，还怪自己的老公没有情调。"她觉得自己的老公下流，宁肯看色情片自己解决，也不碰自己分毫。如果她和自己老公两个人真到了这种地步，这对双方来说都是一种失败。妻子别总在老公面前唠叨，就算你唠叨得对，也会让老公对你失去"性趣"。还有不要把对老公的不满发泄在孩子身上，更不要对孩子大吼大叫。这样只会让老公离家出走，要么就是会使两个人性生活不和谐，分房而睡。

曾经有位女患者哭着问我，产后阴道松弛，做阴道紧缩手术真的会有效果吗？原来她和老公之间的性生活一直都很不和谐。5年前的一天，老公回家后没有洗漱，袜子都没脱就急于做爱，结果被她拒绝了。从此以后，老公对她就有点儿冷淡。她老公该有多累啊，才会连澡都不洗就急于上床。那时候她要是用湿巾帮老公擦一下，是不是就不会造成现在这种情况？

大多数男人都会担心勃起后撑不了多长时间，所以做爱的时候，男人一般都很猴急。所以等妻子把孩子哄睡了，洗完澡上个晚装，再精心打扮一番，老公早已经没有了"性致"，躺在床上呼呼大睡了！电影《走出非洲》中有这么一个镜头：丈夫下班回家后，妻子跑到玄关去迎接丈夫，两个人激情相拥后就开始脱衣服。瞧瞧这妻子！娇妻们从来不穿内衣。如果妻子穿着破旧的棉内裤，老公光是想到这一点就会"性致"全无。

男人不是饿狼，不是撩起了女人的裙子就会马上勃起的野兽。他们也会分时间和场合，经过深思熟虑之后，带着羞涩和些许的挑剔。只不过有时候他们做爱像是在尽自己的义务，当他们在女伴身上驰骋的时候，还要分神去观察女伴的表情，观察女伴是否达到高潮。有些人的脑子可能还想着公司的事情，或者思考某个项目计划，这就是男人的性。这就需要女人以极大的胸怀包容和怜悯他们。

高贵如克林顿，他也有享受口交带来快感的权利，不用自己的肢体，把义务抛于脑后，尽情地享受爱抚。如果女伴不好意思或者排斥的话，男性一般不会选择口交。另外，有一些积极的老公会想给妻子口交，但是大多数妻子都坚决不同意。在性爱生活里丈夫对妻子最不满的就数这一点。妻子们究竟为什么拒绝呢？怪味？小阴唇变大？下体颜色变黑？或者是担心自己下面不堪入目？这些妻子不晓得阴蒂是大自然赋予的艺术品，可以制造出丰富的激素，它是上帝赋予女人的宝贝。

我产后有一段时间也因为阴道松弛，受到老公一段时间的冷遇。这也不能全怪老公，有一部分原因在于我对性爱比较羞涩。怀孕和产后明明可以给老公口交，却不知道那时候的自己为什么拒绝。对拒绝口交这一点，男人会把这当成是对他们的一种否定，会给他们心灵造成严重的伤害。男人希望妻子就像爱他们的身体一样，温柔地抚摸他们的性器官。嘴唇就像另一个阴道，可以又吸又吮，是最棒的性器官。

不能勃起，就需要好好管理血管

勃起是指充血的阴茎海绵体在压力下把阴茎撑起的一种现象。勃起时阴茎内的血压会突然升高，但是你不用担心阴茎会被撑破。几乎所有的男人都希望自己勃起的时间越长越好。要想保持长时间的勃起，阴茎动脉必须洁净通畅，但是阴茎动脉只是直径不到1毫米的血管。

吸烟会使得血管变窄。肚子上的赘肉会使血管很容易被脂肪堵塞。而如果患上了糖尿病，血管就会变得更加脆弱。这时候被堵塞的阴茎动脉血管很难保持通畅，此时，阴茎就很容易无力勃起。阴茎蔫了，整个人就会变得无精打采，失去做爱的勇气。这时候，男人就会找各种各样的借口在外逗留徘徊不回家，甚至凌晨才踏进家门。到了这种时候，夫妻之间的距离就会越来越远。

有位40岁左右的糖尿病患者来就诊。他的身子骨不错，职业也挺好的，不久前和一位年轻的女大学生再婚了，但是他们夫妻之间却没有性生活。他竟然厚着脸皮把所有的错误都推给年轻的妻子，说是因为妻子让他提不起兴致，才导致自己不能勃起。而他年轻单纯的妻子什么都不知道，还一味地自责，整个人毫无生气，每天晚上都被不能勃起的丈夫折磨得死去活来，脸上也渐渐失去了笑容。难道不是因为他自己不行，所以才想找个年轻的媳妇？他自己其实应该谦虚点儿。我把他的病症所在简单明了地告诉了他，他听后竟然恼羞成怒，还说以后再也不来我们医院了。

微细的阴茎动脉血液循环良好的话，心脏的冠上动脉以及脖子上的颈动脉血液循环就不会有问题。性生活幸福美满的话，生活就会充满活力，心脏也会更加健康，这能有效防止老年痴呆和脑卒中的发生，益处良多。

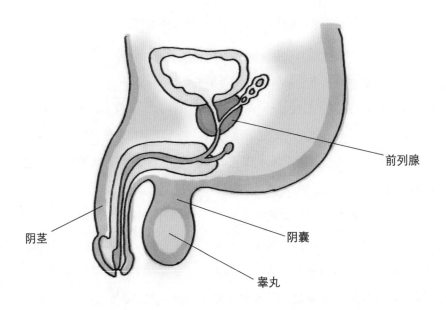

前列腺

阴茎

阴囊

睾丸

前列腺增生

应该提前预防前列腺增生。有一次，我和朋友去仁寺洞酒吧小聚，这间酒吧属于那种老式韩屋，厕所狭窄。外面是男士的小便器，里面是女士用的坐便器。我进去的时候听见有个男的进来了，这个男的在小便器前站了许久，我想出去又不好意思。人家在解决生理问题，我总不能装作若无其事地从人家背后离开吧，只能在卫生间里猫着。等了许久，我才听到一阵稀稀拉拉的小便声。我从门缝里偷偷瞄了瞄，发现竟然是文化界的名人，我担心此刻出去的话会令对方难堪，所以就继续屏气凝神地猫在洗手间里面。

韩国的男性前列腺一般都有增生的问题，重量在20克～25克不等。

之所以如此是因为大部分韩国男性都爱吃肉，再加上营养过剩或者肥胖所致。同时韩国男人喜欢喝酒以及有吃夜宵的习惯，使得问题尤为严重。

泌尿科的大夫告诉我这么一个事实：

"老天对男人和女人真的非常公平。女人前半生会因为月经和分娩而痛苦，而男人从中年后大部分会因为前列腺增生而苦不堪言。"言下之意他也深受此苦。一天到晚坐在椅子上、电脑辐射、长时间开车都会使前列腺增生。男士们多走走路吧！用自己结实的大腿肌肉多走走，这样会加速血管循环，前列腺也就不会增生了。

男士们脱掉西装吧

夏天一看到穿西装打领带的男士我就觉得透不过气来。厚厚的西装加上紧紧的衬衣领，再系上一条领带，腰上还有一条结实的腰带，脚上还穿着密不透气的皮鞋，汗水不停地流。每当看到这些我都感慨万分，活着真不易啊。

我曾经去美国哈佛大学医学院进修过。那期间令我印象最深的是教授们的着装。这些教授哪个不是世界医学界泰斗，但不论是上课还是参加晚宴，他们的穿着都很随意、舒服。有个教授竟留着长长的胡须，胡须差不多和我的头发一样长，下身穿着牛仔裤，上身是夹克配红蝴蝶结领带，一下子就能吸引住人的眼球，非常有个性。在那里所有的教授都是棉质外套加上舒松款鞋子，和一色黑西装的韩国教授形成鲜明对比，他们的着装更贴近生活。

脖子是连接身体和头的关键部位。神经和血管均从这里通过。纤细的脖子上撑着沉重的头，使得脖子很容易疲劳。生活所积累的压力和疲劳，再加上紧紧的衣领和领带，对脖子来说，简直就是一种酷刑。

在脖子前面的胸锁乳突肌上，分布着通往大脑和心脏的迷走神经，还有从心脏通往大脑的颈动脉。所以如果可能的话，穿一些宽松的衬衫或者T恤，这样对身体会更好。尤其是血压高、压力大以及易怒的人，最好是改变一下自身的着装。着装改进计划，如果能由公司来推进就更好了。

还有一件事情需要叮嘱各位男士。在初夏的时候把鞋子换换，不要再穿那些鞋尖堵得死死的冬鞋，你们可以尝试穿一些有网且通风的夏凉鞋。都说脚是人类距离地面最近的地方，脚舒服凉快了，你的心情会更加舒畅，而且还不用担心滋生脚气。有人说没钱买？那么就少抽点儿烟，少喝点儿酒，省下来为你的脚做点儿投资吧。据说在所有的身体部位里，脚部老化得最快。为了脚部的年轻，牺牲点儿其他嗜好吧！

人生得意须尽欢

"鱼没有左右之分，只有前后之分。"韩国自由肉食联盟会会长如是说。他同时也是Dark Mirror Ov Tragedy乐队的主唱，他们乐队主打黑金属旋律，与他们奇特的造型不同，在《为什么这么对我》这首歌里他们是这么唱的：

"这里犹如地狱，哪里是出口？知道出口在哪里却没有逃出去的勇气。虽然想放弃一切回家，但是家里还有孩子需要我养。我的人生怎么会如此悲惨。但是我已尽了我最大的努力……"

听听一家之主的呐喊吧。他们希望肉价没那么贵，这样在发工资之前一家人可以吃到肉。他们往往都被贷款压得喘不上气来。这时候能够安慰他们的只有家人的爱，家人的爱是一剂良药，而和谐的性生活是良药中的良药。它比消化剂、止痛剂、抗忧郁药的效果还好，而且没有副作用。女性吃了避孕药后，性欲会降低。所以做爱时男同胞们一定要戴上避孕套，这样就不用担心怀孕而且可以全身心投入。戴避孕套其实是男人最该做的事情。

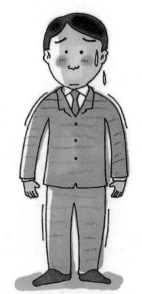

各位女同胞，工作上的事、育儿、家务事大体做做就行了，要学会保存自己的体力。这样才有力气和老公一起共享做爱的激情和美妙。早晨给老公煎个鸡蛋，再送老公上班，老公下班的时候在玄关前和孩子一起迎接他吧！

为什么要我做这些事情去讨好老公呢？为什么不呢？不要浪费自己的青春，当你能做的时候不做，等你想做的时候却有心无力了。来吧，点燃你的爱情之火吧！

> 身心契合才能创造出美好生活，
> 无性无爱，生活一片黑暗，
> 只有性没有爱，凄凄惨惨戚戚，
> 你想过哪种生活呢？

人生如梦。中国诗人李白曾经说过"人生得意须尽欢"。把握住你现在的生活尽情享受吧！

第2章

好好呵护子宫

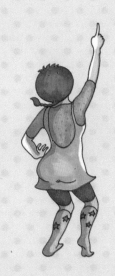

子宫保卫战

子宫内易长肿瘤

在现在这个时代，我们可以用超声波和内视镜观察腹腔内的世界，可以看到各个位置的肿瘤。估算有30%～50%的女性子宫内有像蘑菇一样的肌瘤或息肉，卵巢内有鹌鹑蛋大小的囊肿。有诗人比喻说子宫就是"小蘑菇们扎根发芽的庭院"。这些肿瘤大部分都被埋藏在肌肉中，不会带给人任何疼痛感。它们在绝经以后，随着雌激素分泌的减少，会自然而然地和子宫一起缩小，安安静静地消失。

参加完聚会之后，本打算回家，前辈姐姐邀我一起喝茶，我就去了。看见她的脸微微发红，就悄悄地问她是不是有什么事。

"我子宫内长了个瘤，医生说要做手术拿掉，我的心就像跌到了谷底。"

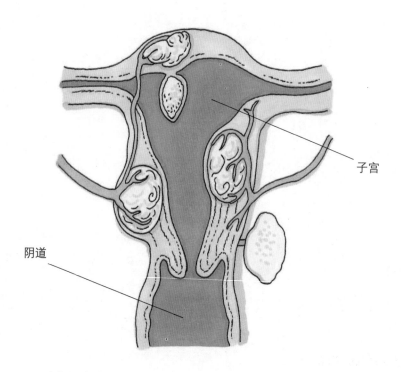

子宫

阴道

　　"到底是多大的肿瘤呢？肿瘤和肿瘤是不同的，如果是良性肿瘤的话，像姐姐和我这样的年纪，月经结束之后，子宫就会缩小，肿瘤也会随之萎缩，所以是没必要担心的。"

　　"医生说有1厘米了。"

　　"这样的肿瘤是很常见的。你再去别的医院检查一下，检查的时候一定要听听医生的意见。"

　　后来，她又去了别的妇产科做了检查，医生说这种程度并不能算是肿瘤，也没有必要做手术。听了医生的话，她这才放心。登录我的主页，你现在还可以看到这个故事，不那么枯燥，还让你看得津津有味。不要害怕，让我们来仔细了解一下肿瘤吧。

子宫内为什么会长肿瘤呢

直到现在，人类也没搞清肿瘤生成的确切原因。但是人们推测可能是由于雌激素过度的刺激导致内膜增生过厚，才在肌肉层中滋生出肿瘤。激素会通过肉类、乳制品等食物进入我们的身体内，慢慢累积。不仅在体内的卵巢中，在脂肪中也能生成激素，如果激素分泌过剩，不能分解和排出，就会刺激到子宫，进而长出肿瘤。

如果是未婚女性，没有生育的经历，在激素的持续影响下，肿瘤就会随着月经周期而生长，伴随压力而增大。如果在职场和家庭中压力过大，过度劳累的话，也会对身体造成伤害，搅乱子宫和卵巢的正常功能。

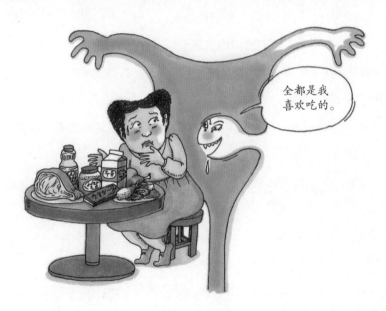

现在20多岁的女性也会患上子宫肌瘤，在我看来这和现代女性的饮食结构与生活环境密不可分。如果小学六年级就来初潮，多半是因为饮食过

剩，体重超标所致。12年的校园生活，大部分的时间都坐着，很少运动。再加上晚婚，从月经初潮到怀孕要有15~20年的时间。在这十几年的时间里既然你不怀孕，那子宫就只能长一些肉疙瘩，这些子宫肌瘤的种子就好像是胎儿的替代品，难道不是这样吗？

以前，牛出栏得3年，现在通过实施畜产手术，2年就能够提前育肥出栏。摆宴席抓的猪以前6个月大是60千克，现在是110千克。吃这些长大的孩子们个子也高，体格也壮，家长们都觉得很好。但是这和性早熟是否有某种联系呢？鉴于子宫肌瘤、子宫内膜异位症等女性疾病患者年龄日趋年轻化，个人建议我们应该建立更为合理的膳食结构。

如果内在的愤怒、成绩的压力和生活的压抑在体内堆积，任脉的经络血流就会被堵塞，子宫内就会生成硬肿块、肌瘤、纤维瘤等，你会因此痛苦不堪。流产后子宫内膜细胞的消散会引发子宫内膜异位症、子宫腺肌瘤、内膜粘连症等，严重的还会引起生理痛，甚至造成出血。所以不要在子宫内播下痛苦的种子！

在精神上贬低自己的生殖能力，被侮辱有不正当的性关系，或者有化解不开的伤痛、愤怒，这些都会让子宫生病。

如果被告知要做手术

大部分被告知子宫里长了肿瘤的人都会觉得委屈、痛苦。有的人还会愤怒地大哭，甚至憎恨身边所有的人，质问医生为什么不能做保守治疗非得做手术。当然，出气的对象很容易找到。可是，接受事实、坦然面对却不容易做到。那就从宽恕自己开始吧。只有宽恕了自己，才能重新审视自己、关爱自己，才能重获新生。

关于手术，医生会根据肿瘤的大小和位置，来决定是做剖腹手术还是做腹腔镜手术，判断是要切除整个器官还是只切除肿瘤。同时医生也要考虑患者是否未婚、是否生过孩子、患者的年龄、健康状态等。每个人身体的承受能力是不一样的。有的人长了6厘米～7厘米的肿瘤可能就会危及生命，有的人的肿瘤有9厘米～10厘米那么大或许只需继续观察，不用手术也不会影响正常生活。

如果认为肿瘤还没大到需要做手术的程度，想再等等观察观察，就要吃些治疗子宫和卵巢的药，养精蓄锐，实施保守治疗。这种治疗会减缓肌瘤的生长，缓解疼痛，减少出血症状。如果年纪小，肿瘤会在每月月经和激素的作用下继续生长。

如果能抑制出血的症状，让疲惫的身心重新恢复元气，那你就可以不用马上做手术切除肿瘤，可以和它暂时地和平共处。对子宫来说，不用开刀就是一件好事。

韩医治疗法

韩医最保守的治疗方法是在肚脐周围扎上极细的针，实施针灸，这可以祛除体内的寒气，活血化瘀。放心！针灸一点儿也不疼。子宫肌瘤患者的腹部血管被堵塞了，这就使得腹部像不能正常运作的地铁，不过只要通过针灸疏通皮肤上被堵塞的站点，整个腹部的血液就会像地铁一样恢复正常。以前因为害怕不敢针灸的患者，通过针灸，下腹部不再那么畏寒，消化也好了，腹泻也止住了，腰痛的毛病也治好了，这使她们异常高兴，生活又有了希望。

子宫内有寒气和瘀血的患者可以服用一些消瘀止血药、暖经药、助经汤等，这些有助于子宫和卵巢机能的恢复，帮助子宫和卵巢积蓄能量，找回生机。同时还要注意饮食，多穿些暖和的内衣，经常走路锻炼，这样痛症就会有所减轻。如果肌肉盘根错节的子宫内生有腺肌瘤的话，那种疼痛是难以忍受的，实在受不了的时候可以每月吃1～2天的专用镇痛药来缓解痛症。因为有的时候可能越忍越疼。

创造奇迹的宝贝儿们

即使长有肌瘤，也能怀孕、生孩子。如果时间充裕，可以做手术把肌瘤切除，手术后进行止血治疗的话，3个月以后就可以尝试怀孕。但是如果子宫肌瘤过大，手术的时候可能对肌肉层造成不可避免的损伤，这可能会对以后怀孕产生影响。这种情况下，最好先怀孕生孩子，再做手术。当然这说起来容易、做起来难。在这种情况下怀孕的话，你必须考虑到，子宫内胎儿的生长空间不足，血液循环不畅，会有流产的风险。

朴女士的丈夫脾气比较急躁、易怒，和这样的丈夫生活在一起，她每天都战战兢兢的。好不容易和丈夫离了婚，刚要开始幸福的生活，朴女士竟然被查出子宫里有个10多厘米的子宫肌瘤。眩晕、腹痛、腰痛、痛经等并发症都很严重，有那么一两天甚至痛得死去活来，但她还是用镇痛剂坚持着。不久之后，朴女士交了个新男朋友，人不错，两个人已经谈婚论嫁了，朴女士还想为爱人生个孩子，但是去妇产科检查的时候医生却劝她做子宫切除手术。

因为肌瘤已经比子宫都大了，生养小孩已经是不可能的事情。但是相信爱情一定会让他们战胜困难。医生尽一切努力帮助她缓解痛经、腰痛等各种症状，期待她的子宫重新恢复机能。

她终于怀孕了，但是怀孕的欢喜也是暂时的，到了6个月左右的时候，一直揪心的事情终于发生了。受到不断增大的肌瘤的压迫，胎儿不足500克。肌瘤长得太大了，撑得肚子像要临盆一样，整个腹部吹弹欲破，在医院做了为期一周的观察。可妇产科的医生能有什么妙招呢？医生说这不是在孕育孩子，而是在孕育子宫肌瘤。

出院后，她就来了我们医院。当时，她肋部以下都鼓鼓的，就像要撑破了一样，绷得很紧。我把她自己可以在家做的一些治疗方法写了下来，让她自己在家做。还给她开了一些安胎饮品，浓度是根据怀孕的天数调配的，让她一直喝到分娩。幸好朴女士坚持下来了，胎儿噌噌地生长着，最后一个月长到了3.5千克。而且朴女士还坚持自然分娩，顺产。

虽然是顺产，但是因为肌瘤非常大，产后肚子也没有消下去。幸好朴女士很聪明，也很冷静。既然无论如何都要做手术，那就等给宝宝喂完母乳之后再做手术。喂了一年的母乳后朴女士做了手术。肌瘤有20多厘米，接近2千克重，这着实把医生吓了一跳。

作为母亲的智慧和勇气，加上丈夫的不离不弃，还有对孩子的爱共同创造了这个奇迹。孩子给我们所有人都好好上了一课。孩子用乌黑的眼睛温柔地看着我，好像在对我说："我做到了，很了不起，是吧，医生？"

容易让人混淆的子宫内膜异位症

　　子宫内膜是指子宫内壁的组织层，在月经周期内它会增厚。在子宫内膜后面加了"异位症"3个字，就变成了疾病的名称。子宫内膜理应只长在子宫内壁，如果长到了卵巢、子宫韧带、输卵管和盆腔上，就有问题了。而子宫内膜最容易在腹膜和手术创口的部位增生。

　　学术界对于子宫内膜异位症发生的原因众说纷纭。有人认为是经血通过输卵管逆流而扩散到骨盆导致的，也有人认为是因为骨盆腹膜一部分的异常分化而形成的。不过这些都只是推测。

　　很多女性在生理期的时候坐在椅子上一动也不动，她们担心自己一走动经血就会流出来。所以当她们休息的时候或者起来去卫生间小便的时候经血就会涌出。像学生、公司职员每天8～10个小时的时间都坐在椅子上，当她们猛地一下站起来，经血就有可能顺着输卵管逆流而上。也就是说经血虽然从宫颈流出，但其中一部分经血会通过输卵管逆流而上。如果月经期间发生性生活，这种逆流可能性就更大。刮宫手术和开腹手术后，这种情况也很常见。当然子宫内膜异位症也可能是先天性的内膜组织四处扩散。总之，没有一点儿毛病都没有的身体。

　　免疫功能下降的时候，如果子宫内膜随着经血逆流的话，身体的自我代谢能力就会降低，这时候也会引发子宫内膜异位症。我个人认为压力过大、免疫力低下、激素分泌过多等都可能是引发子宫内膜异位症的元凶。

　　受到激素的影响，子宫内膜增厚的时候，子宫外的内膜组织也会跟着增厚充血，从而导致增生，这时候就会形成内膜肿瘤。如果内膜内的血液被困于盆腔和腹腔，不能被及时排出体外，就会最终形成瘀血，同时伴随有严重的痛症。

子宫内膜异位症最终会诱发出血、迸发炎症、滋生囊肿，在组织上也会留下伤口，同时还会引起痛经、排卵痛、性交痛、不孕症，根据不同体质，疼痛的感觉迥异，有的人觉得小腹坠痛，有的人会产生强烈的排便感，有时候会疼得大汗淋漓，还伴随着腰痛、小腹痛、眩晕等症状。子宫内膜异位症会增加粘连、宫外孕、流产的可能性，甚至还会阻碍输卵管正常运作，导致粘连，降低卵巢机能，导致不孕。

子宫内膜异位症的治疗方法

在开处方的时候要综合考虑患者年龄、症状、发病位置、疼痛程度、是否有怀孕的可能、家庭能力、有无激素治疗经历等。如果内膜瘤在4厘米以上，就要建议做手术切除。术后为了切断卵巢雌激素生成和终止月经，要进行闭经诱导注射。人为停经，可以降低复发率。但是突然的面部潮红、身体酸痛的症状还是会让患者们惊慌失措。

手术只是切除了已有的肿瘤，可是引发子宫内膜异位症的病源并没有任何改变，所以极易复发。因为患者一般都很年轻，生理期时，就会对子宫内膜异位症产生影响。所以要想治好子宫内膜异位症一定要保证月经不逆流，清除炎症，消灭病源。

韩医用"瘀血症结"的方法来活血化瘀。在处方中添加助经剂，可以让月经周期和月经量都恢复正常，同时让四处分散的内膜融化被机体主动吸收，渐渐消失。此外，想尽快恢复免疫系统机能，让其再度焕发活力，发挥作用，就要加强锻炼身体，加速体能恢复。

无论是做手术，还是用激素治疗，均不能做到术后不复发。想要完全根治这仅仅是个开始，术后还必须好好调理身体，同时做活血助经的治疗。

用爱来填满子宫

我认为女性的子宫和卵巢就像个文件夹，压力、愤怒、创伤和哀怨就像是堆放在文件夹里的文件。如果欲望、羞耻感、挫败感没有通过正常健康的渠道得到疏解的话，你的身体就会把你的心理状态用细胞语言逐一反馈出来。因为这一切都瞒不过子宫和卵巢。

瘀血凝结，肿瘤生长，疼痛就会在腹腔内兴风作浪。因为整个过程是从脑部开始的，所以治愈了精神和心理上的疾病，子宫和卵巢的疼痛也会随之消失。因此，首要的是进行心理治疗。

很多患者自认为手术成功了，自己的噩梦就会终结。实际上，在短则几个月，长则几年之后又会复发。囊肿、腺肌瘤、子宫内膜异位症等就算做了手术，也会复发，因为引发肿瘤的病源还在。

现在还能伴随你的子宫和卵巢是多么不易啊！要学会用一颗温暖的心来守护它们。好好呵护它们吧！治疗应该从积蓄自己人生的正能量开始！

子宫里的肿瘤一定要做手术切除吗

SOS
韩医指南

● 过多地食用乳制品、肉类和脂肪食品，就会导致生长激素和雌激素分泌过剩，引起出血，刺激肿瘤的生长。所以一定要小心！从现在开始改变自己的饮食结构，把有止血作用的莲藕、圆白菜、牛蒡做成茶喝是不错的选择。

● 不要因为流了一两个月的血就自暴自弃。如果体力不支，头晕目眩，可以吃一些加入韩方止血制剂的当归补血汤，先止血，血止住了就有助于体力快速恢复。禁止食用像鹿茸等名贵的动物性药材或全狗韩药汤。

● 如果体重上升，肿瘤增大的可能性也会升高，要少吃糖果、巧克力、饮料、油炸食品，可以多吃一些西蓝花、圆白菜、芥末叶、芜菁等十字花科蔬菜。

● "白天不赤脚，不跷二郎腿"有助于消散骨盆瘀血，预防充血。经常走路有助于促进骨盆血液循环。杜绝快餐、西餐，回归传统的饮食，多吃山野菜、生菜、大酱汤、泡菜等。

不要轻易切除子宫

一个劝人做子宫切除手术的社会

我接到一个40多岁热血女记者的电话。

"前辈，平生第一次一个月来两次月经。去医院检查说是有肿瘤。肿瘤大约有6厘米，医生说只要把肿瘤切除就没问题了，但是真的切除了就没事了吗？"

"如果位置好的话，可以做腹腔镜手术，不用开腹就可以把肿瘤切除。这样的话只要做个术后调理就行了。术后还要改善膳食结构。"

不久之后，终于见到了这位以工作繁忙著称的时刻拧紧发条的女记者。

"是我听错了。今天又去复查了一次，大夫虽然没有100%强调要做手术，但是侧面劝说我切除子宫，说我已经有孩子，留着子宫意义不大。还说如果把子宫切除了，就不会再为月经感到烦恼，也会降低癌症的发病率，从根本上解除了发病的源头。言语间偶尔还会用'歇斯底里'这样的词语。我反问道'这不是贬低女性的用语吗'，那医生竟然让我闭嘴。"

"那里的医生没有告诉你过几年等你绝经了以后，子宫就会萎缩，肿瘤也会随之萎缩吗？"

"没说过。"

"有很多女性因为做了这样的手术，阴道被堵住，造成性生活障碍，手术前应该考虑清楚。"

"是吗？我还以为阴道是直接连到肚子里的呢，原来不是这样的啊。"

"手术以后，多数患者都会面临这样的苦恼，但是很多人选择保持沉默。因为韩国女性都羞于谈论关于性的话题。而且如果是子宫的问题，就会说成是不守妇道，性生活不检点，这更让女性羞于谈论这个话题。"

"唉，真是冤枉死了，这对女性太不公平了！"

社会对女性的误解由来已久。"脏躁症"这个词在希腊语中指子宫。希腊语中认为不谦卑、不顺从的女性子宫有问题，称她们为"患脏躁症的人"。

如果我的子宫被切除了

克里斯蒂安在《女性的身体，女性的智慧》一书中写道：有的女性仅仅因为子宫向阴道方向下垂，就做了子宫切除手术。手术之后腹部肌肉松弛，连坐都变得很困难。克里斯蒂安还说就算切除了子宫，下腹痛症和不适感还是不会消失，而且会导致膀胱下垂，子宫内分泌的肾上腺素的血管保护能力下降，使得罹患心脏病、高血压的危险增高，同时还会引发一系列的问题。

根据韩国女性民友会的问卷调查，做子宫切除手术之后，留下后遗症的患者中大多在手术前没有仔细聆听手术的说明，甚至有的患者连肿瘤的大小、性质、位置都没搞清楚。

只剩下阴道

剖开腹腔，切除子宫，无论是对医生还是对患者都是一个艰难和痛苦的手术。剖腹手术需要依次切开肚脐下面的脂肪层、腹膜、网膜等，然后再用夹具撑开，子宫和卵巢就在腹部的最深处。根据情况的不同，需要对子宫的一部分或全部，有时甚至需要连同卵巢一起切除，然后再以相反的顺序一层一层地实施缝合。如果子宫全部被切除了，还需要缝合子宫颈部，缝合完毕后，阴道就像一个死胡同一样被留了下来。

男性们认为剧烈的活塞运动是最好的，但是如果连声招呼也不打就硬生生地顶到子宫颈部，女性们除了惊吓还会感到疼痛。倘若插入前先爱抚，阴道内会有大量分泌物流出，使得阴道变得湿润，这时龟头轻柔地触碰子宫颈部，整个阴道会全部被充满，同时会给女性带来颤颤发抖的快感。

切除了子宫的女性，阴道的末端被堵住，从而导致经络堵塞，能量的流动受阻，阴道分泌物减少。本来就因为没有子宫而心灵饱受创伤，如果再在发生性生活的时候感到疼痛，女性对性生活就会更加忌讳。有的妻子因为内疚，会强忍着疼痛去满足丈夫的需求。有研究结果表明，很多切除了子宫的女性中断了性生活，过半数的女性性欲减退。大多数的人还会伴有头痛、眩晕、性冷淡等症状，失落感会像忧郁症一样不请自来。

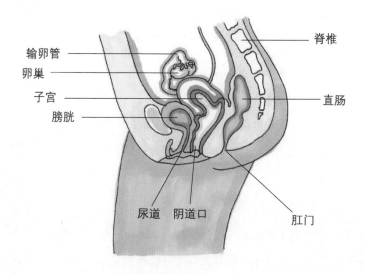

输卵管
卵巢
子宫
膀胱

脊椎

直肠

尿道　阴道口

肛门

　　当然，切除了子宫并不意味着世界末日。不要因为和老公分房睡而觉得痛苦万分。当务之急是想办法赶走腹部的寒气。手术不意味着终结，反而是个警醒，开始实施"自我照料计划"。性是由头脑和心理共同感知的。伴侣真心的安慰和包容以及多情的爱抚都会带给患者巨大的勇气与力量。倘若不能共苦，就没有一起同甘的资格。

子宫手术和剖宫产手术越来越多

　　有一次，我去给地方的一个女性残障团体做演讲。演讲刚刚开始没多久，坐在最前排的一个女人就哭了起来。演讲结束之后我才知道，原来那个女人因为患有小儿麻痹症，双腿行动有些不便，但是一般的运动都可以做，身体非常健康。但是她不过30岁就切除了子宫。两个月前她检查出患有子宫肌瘤，竟然毫无顾忌地就把子宫切除了，问题是她的那个子宫肌瘤也没多大。这是不是世人对女性残障人士存在偏见所致？无论怎样结果都是令人惋惜的。

切除子宫和卵巢的手术会给女性的身体带来极大的创伤。韩国健康保险审查评估院的调查结果表明，2012年子宫肌瘤诊疗患者总数达28万多名，其中子宫切除手术为14549例，子宫肌瘤切除手术为11769例，每年大约有25000名患者接受子宫类手术。

在美国60岁以上的女性3名中会有1名接受过子宫手术。但是在法国18名女性中只有1名接受过子宫手术。为何会有如此大的差距呢？

世界卫生组织（WHO）极力鼓励自然分娩，剖宫产手术只是在不得以情况下的选择。原因在于剖宫产手术后感染的风险较高，且极易发生粘连。剖宫产手术后子宫收缩慢，容易并发痛症，引起出血。而自然分娩产后的恶露可以被完全清除，子宫收缩快，产妇身体恢复得也快。

韩国2012年剖宫产率为36.5%，相比上一年上升了0.5%，同比世界卫生组织的建议值的15%超出一倍多。到2010年为止剖宫产比率一直都是呈下降趋势的，在2012年又重新呈现上升趋势的主要原因之一是高龄产妇的增加。也有人指出医院之所以从一开始就劝产妇做剖宫产手术是鉴于目前的医疗健康保险制度——如果你一开始想尝试自然分娩，中途生不下来又改成剖宫产，根据当前的医保制度报销的费用还是会按照自然分娩的费用来算，所以很多医院从一开始就干脆劝产妇做剖宫产。

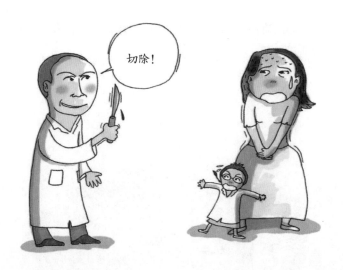

切除！

　　反正子宫也没什么用了，切除了也没事；子宫总是问题不断，直接切除会更好一些；反正都需要开膛破肚，就一次性顺便把子宫也切除了吧，这样就没后顾之忧了，这些都不能成为切除子宫的理由。如果是因为担心以后子宫会患上癌症才把子宫切除的话，那为什么不把前列腺、睾丸这些也切除了呢？谁知道以后它们会不会也患上癌症呢！

　　女性大多喜欢把错误归咎到自己身上，致使内心背负着极大的罪恶感。丧失子宫的羞耻，使得她们深受其害。只要是肚子里长了个肿瘤，即使不算恶性的，想无条件切除子宫和卵巢的行为也极不可取，毕竟身体是自己的。

手术前一定要弄明白的事情

　　子宫和卵巢并不是没有作用、摘了也没事的肉块。它们是女性创造力的源泉、自信心的来源。美国著名的女性疾病专家凯若琳女士说肌瘤是内心的自我压抑导致的一种自我创造性的体现。

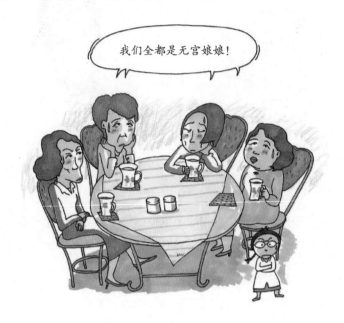

切除子宫，其实就破坏了机体的能量节奏。大部分切除了子宫和卵巢的女性往往事后才感到后悔，但为时已晚。很多患者都这么问我，如果是我自己的话，或者是我的家人的话，我会有什么样的建议。我的答案非常明确：首先要看看是否一定需要做手术，做了有什么好处；同时还要了解手术是否有危险性，会有哪些并发症；手术后需要多长时间才能恢复。再看看是否有第二套方案，如果有的话先不做手术，能不能先试一下保守治疗。找一个尊重并理解女性的经验丰富的医生了解清楚后，自己再决定要不要做手术，这样以后才不会后悔。

年过50去参加同学聚会，一多半的人都是"无宫娘娘"。好不容易做完了人生的全部作业，有了"自己的房间和时间"，结果刹那间自己的身体垮了，生活也全毁了。需不需要做子宫或卵巢切除手术，由你的智慧和勇气决定！

从复发的肌瘤开始守护子宫

宋女士在不到38岁的时候就做了开腹手术，切除了碗口那么大的肌瘤和一个卵巢。10年后又再次复发，不得不又做一次局部手术。由于和肠道粘连严重，手术耗时相当长。如果加上生孩子，宋女士开膛破肚的次数可不少——剖宫产一次、开腹手术一次、自然分娩一次、腹腔镜一次。肚子又不是拉链，剖开又缝上，再剖再缝，宋女士受的罪可想而知。她每次来月经的时候小腹都会隐隐作痛，只能连吃3天的镇痛剂来缓解。

再次手术后过了一年，发现又长了肌瘤和腺肌瘤。此时，她早已身心疲惫，是女儿陪着她来的。

宋女士现在49岁。激素检查显示她还不到绝经的时候，而她的这种情况还需要再坚持1～3年。首先要做的是减轻痛经和出血的症状，然后再针对她身体乏力、喜卧、嗜睡、下肢疼痛的症状对症下药。以前她因为身体乏力就增加饮食，导致了肥胖。治疗之后她的体重减了4千克，跌到了60千克以下，配她的个子正好。体重减轻，膝盖的负担减少，痛症自然而然也就解除了。

2年后，她去大医院检查，发现肿瘤不见了。为了不做手术，这其中的艰辛和恐惧是常人无法想象的，但是令人欣喜的是她成功地守护了子宫。不得不佩服宋女士超强的耐受力和坚定的意志。当然这其中宋女士的家人也功不可没，家里家外的大小事情，都不用宋女士操心，家人对宋女士可以说是照顾得无微不至。请为巨济岛的宋女士鼓掌！

和肿瘤搞好关系

我也差点儿开膛破肚做手术。这是很久以前的事了。那时超声波检查显示右边卵巢内长了个鸡蛋大小的囊肿，朋友诊断说可能是卵巢癌。听朋友这么一说，我也觉得可能是癌症，那平日就发胀的小腹，开始隐隐刺痛。

"该来的还是来了。我怎么能逃脱命运呢？好吧，是我不懂得感恩，没有好好照顾卵巢，让卵巢受罪了，是我错了。"

该反省的也反省了，自责得也差不多了，是时候该吃些药治疗一下了。吃药的同时，我还经常按摩卵巢的位置，仔细聆听身体发出的信号。如果骨盆内痰湿瘀血较多，卵巢就会像气球一样胀得鼓鼓的。我用粉皮清瘀汤来清除骨盆内的瘀血，还戒掉了酒、肉和饮料，尽量不去理会那些大大小小的烦心事。

那时，我十分迷茫，对以前感到后悔，对未来惴惴不安。我两眼一闭，就从这个世界上消失了，可太阳每天照常还是会从东方升起，地球还是会照样旋转。从那时候开始我就想明白了——离了我，地球还是会转，没必要把自己弄得这么辛苦，从现在起我要尽情地享乐玩耍。我走过山川，去过田野。这种无忧无虑的生活拯救了我。半年以后，我去了两家医院做了超声波检查，结果都显示虽然卵巢还是稍微有些肿胀，但是像鸡蛋大小的囊肿消失不见了。

囊肿的生长过程受激素和排卵的影响，在激素和排卵的影响下囊肿会变大或萎缩。超声波和内视镜的出现让我们可以窥探到身体里面的世界，看到以前不知道的东西，让我们知晓那些肿瘤可能只是单纯的囊肿，并不具有威胁性。

在决定是否做手术之前，一定要向医生仔细询问清楚，手术是否非做不可，做了的话对身体有哪些危害，是否会有手术后遗症等。就算要做手术也尽可能把损失降到最低。重申一点，对于是否做手术一定要慎重。

手术后怎样调理子宫

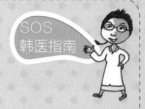

SOS
韩医指南

● 饮食以清淡的韩国料理为主

不要因为做了手术，遭了罪，就毫无节制地用整只鸡熬汤喝。要多喝些海带汤、明太鱼汤、萝卜汤、豆芽汤、大酱汤。蔬菜弄熟了之后多吃点儿。泡菜、芥菜泡菜、韭菜泡菜也可以多吃点儿，但是注意不要过辣。还可以多吃点儿山野菜、大蒜、洋葱、绿豆芽、山蒜、香菜、芹菜、荠菜以及时令水果。

● 活血化瘀

手术缝合后渗出的血液会形成瘀血，引发痛症，引起粘连。桃仁（用桃核做成的药材）、红花、厚朴、玄胡索（野花的一种）、山楂等都有活血化瘀的功效。

● 吃些补血补气的药

剖腹手术后全身都会酸痛，腹部肌肉会变得软弱无力，体力大不如前，久站、打喷嚏都很困难，喉咙发声嘶哑。别戴那些首饰了，有什么用？把它们卖掉，买些调理身体的药。

● 给子宫保暖

别再穿只有巴掌大的内裤了，穿着纯棉的秋裤舒舒服服地躺着听音乐，把暖和的手放在腹部，向子宫传递你的感恩之心，表达你的爱意。

● 注意饮食

多吃一些豆类和大酱，它们能抑制癌症的发生，还有调节雌激素的作用。忌喝饮料、果汁，这些会引起痰湿。多喝一些荞麦茶、生姜茶、酸梅茶等对身体不会造成负担的茶饮。

● 不要总躺着，稍微走动一下

白天晒晒太阳，多走走路，身体会恢复得快一些，也会减轻腹胀，有助于废气排出体外。为了防止粘连，最好是稍微活动活动。

你的甲状腺还好吗

不要在意V线条，对脖子上点儿心

　　加拿大的一位医生看了刻有克里奥佩特拉女王像的古代钱币后，推测女王患有甲状腺机能亢进症。也有的医生看了名画《蒙娜丽莎》后，推测她的甲状腺功能异常。

　　到卢浮宫博物馆来看《蒙娜丽莎》的人络绎不绝。比起欣赏名画来，人们更加怀疑格拉迪尼夫人是不是哪里不舒服，就算她的脖子没肿，怎么会没有眉毛呢？鼓鼓的上眼皮和浮肿的面部，难道是怀孕了？真服了这些人了⋯⋯

　　女性甲状腺有问题的比率比男性高出近10倍。女性在怀孕分娩之后压力极大、体力低下，甲状腺很容易出现问题。我认为这是因为女性身体的激素系统十分复杂，情绪上的大起大落、大喜大悲，加上身体上的疲劳很容易造成甲状腺疾病。占据女性癌症第一位的也是甲状腺癌，下面我们慢慢地来了解一下。

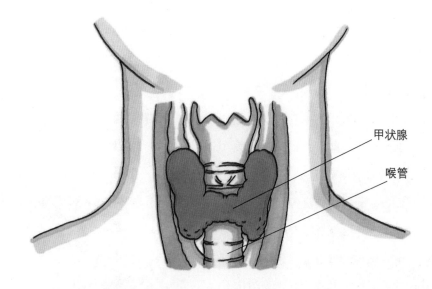

甲状腺

喉管

甲状腺是紧靠脖子前方蝴蝶型的内分泌器官，在脑垂体刺激激素的指令下分泌激素。虽然甲状腺分泌的激素极少，但是全身60兆的细胞是靶形红细胞，所以其影响力是非常强的。在儿童成长发育的时候，甲状腺分泌的激素会影响儿童脑部发育，20岁之前会影响细胞分裂和体积大小。随着年龄的增长，甲状腺会调节机体产热以及促进新陈代谢。我们的身体就好比是一座发电厂，身体需要把营养转化成热能，而甲状腺在其中起着自动调节作用。

甲状腺用碘和甲状腺球蛋白制造激素，而海带、紫菜、花蛤等海产品以及牛奶、鸡蛋、面包中碘的含量比较多。韩国三面环海，海产品丰富，根本不必担心碘的摄取量不足。在韩国，产妇产后会喝海带汤来调理身体，真是个明智的选择。

如果碘摄取量不足，脑垂体会刺激甲状腺。所以一旦身体缺碘，甲状腺在脑垂体的刺激下就会增大，从外面看脖子就会鼓胀。照镜子的时候，不要再关注V线条，对脖子用点儿心吧。

甲状腺功能减退

请先搞清楚两个名词，一个是"促甲状腺激素"（TSH），它是脑垂体对甲状腺发出的指令；另一个是"甲状腺素"（T4），它是由甲状腺加工而成，分散到全身各处。甲状腺在脑垂体的指令下分泌和合成的甲状腺激素减少，这就意味着甲状腺功能在减退。

甲状腺功能减退会导致机体新陈代谢功能降低，其临床表现为消化不良，易积食，便秘；易疲惫，面部浮肿，全身皮肤干燥；体重增加，动作迟缓。由于机体不能燃烧能量，导致全身浮肿，体重增加，畏寒。甲状腺功能减退还可能引起月经不调、性欲减退，甚至性冷淡。

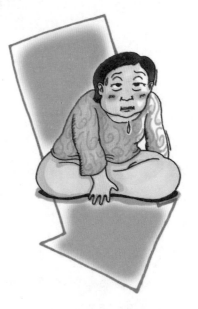

浑身乏力，精神不振，别人会觉得这是在装病，偷懒。家人和同事往往都不能理解，明明体格很好，怎么连拿苍蝇拍的力气都没有。患者日常生活都有困难，更别提锻炼身体了。从临床经验来看，产妇产后身体虚弱，极易引发甲状腺功能紊乱。甲状腺功能紊乱通过简单的血液检查就可以查出来，可以服用左甲状腺素等激素类药物，做一些辅助治疗，先观察一段时间再说。

但是即使甲状腺功能恢复了，也很容易引起动脉硬化、胆固醇升高，患者也很容易发胖。最好的方法是食疗加运动双管齐下。

如果患上甲状腺功能减退，可以在腹部实施针灸，加速内脏的活动，效果非常明显。

甲状腺在颈部，为什么要在腹部针灸呢？

如果甲状腺机能减退，就会引发血瘀痰结。三焦的机能下降，就不能产生热能，大肠蠕动也会缓慢，会引起便秘，而便秘会使腹部瘀滞。压力过大或者碳酸饮品饮用过多，也会引起腹胀，造成内脏功能低下。

就像是地铁线路有连接市内的站点一样，在腹部内有连接五脏六腑的腹募穴，直接在这里施针，可以激活内脏机能，促进内脏正常运作。在腹募穴施针就像是清扫车直接进入主干道进行穿透作业。同时用针灸和按摩的方法可舒缓颈部轮状软骨周围的血液循环系统。因为身体要通过内脏和肌肉的运动来燃烧能量产热，所以最好是穿暖点儿，换上运动鞋，多出去走走，晒晒太阳，让全身充满力量。虽然被称为万病通治的红参对治疗甲状腺功能紊乱可能会有帮助，但是服用的时候一定要谨遵医嘱！

甲状腺功能亢进

如果甲状腺没有遵从脑垂体的指示，合成释放了过多的甲状腺激素，就会造成机体代谢亢进，消耗的能量就会多，从而导致体力下降，产热增多，进而引发腹泻、体重减轻。同时甲状腺激素增多刺激交感神经兴奋，临床表现为心悸、心动过速、失眠、对周围事物敏感、情绪波动大，甚至焦虑、月经量减少。甲状腺系统收到下丘脑的指令，在脑垂体分泌的激素的刺激下才开始工作。而精神压力过大，过度疲劳，怀孕、分娩、生理期的时候，甲状腺和生殖激素的相互作用体系的平衡很容易被打破，所以女性很容易患上甲状腺功能亢进。

洪女士生了3个孩子。生了老二之后，患上了甲状腺功能亢进。

"宝宝才两个月大，就能分辨出母乳和奶粉的不同。现在给他断奶的话，孩子实在是太可怜了，医生您帮帮我吧。"

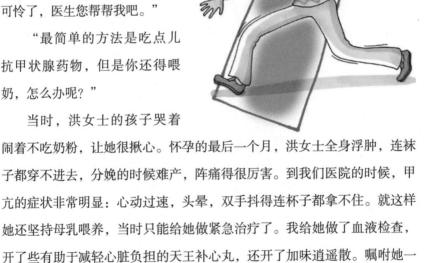

"最简单的方法是吃点儿抗甲状腺药物，但是你还得喂奶，怎么办呢？"

当时，洪女士的孩子哭着闹着不吃奶粉，让她很揪心。怀孕的最后一个月，洪女士全身浮肿，连袜子都穿不进去，分娩的时候难产，阵痛得很厉害。到我们医院的时候，甲亢的症状非常明显：心动过速，头晕，双手抖得连杯子都拿不住。就这样她还坚持母乳喂养，当时只能给她做紧急治疗了。我给她做了血液检查，开了些有助于减轻心脏负担的天王补心丸，还开了加味逍遥散。嘱咐她一定要保证充足的睡眠，放下日常琐事，保证体力的恢复。

20天后她来复查的时候，心脏也恢复正常了，痛症也消失了；气血上行，内耳憋闷感也消失了。用她本人的话来说是——又活过来了，血液检查也显示一切正常，只是促甲状腺激素指数还是比较低。她的孩子因为有母乳可以喝，长得白白胖胖的。

一天，她在QQ上和我说，过几天要带宝宝出远门。我就让她在家门口附近找家医院检查一下，再把检查结果告诉我。没想到那几天正好赶上节假日，再加上她感冒了，只能作罢。因为有些担忧，我就在QQ上又叮嘱了她一番，让她按照下面3点来做：

1.甲状腺刺激呼吸法：头部后仰，深吸一口气到脖子，吐气，吐气的同时头部向前深低。

2.平时要经常做腹式呼吸和抖动身体，把身体活动开来。

3.最后不要忘了给颈部做按摩——上下搓动。

甲状腺癌增加的真相

医生们最担心自己得什么病？癌症？心脏麻痹？中风？交通事故？我最害怕的是自己患上脑出血，它会导致半身不遂和全身麻痹，躺着一动也不能动，还说不了话，只有依靠别人的帮助才能生活。癌症有300多种，就算发现自己得了癌症，你还有时间治疗，去料理身后事；不会像脑出血那样，不能表达自己的思想和意识，什么都要听别人的。

研究表明，女性癌症第一位的是甲状腺癌，仅仅2012年就有110万名。但是甲状腺癌的生存率很高，5年内的生存率为100%。甲状腺癌扩散的速度很慢，所以也被称为"乌龟癌症""善良的癌症"，但是为什么患者数量会不断增加呢？

在我们医院里有眼科、内科、妇产科、韩医等8个科室，每个月所有的科室都会聚在一起开例会，交流最新的信息。某次例会的时候内科医生的一席话为我们解开了谜题：

"事实上并不是癌症患者增多了，而是现在的仪器设备太先进了，体检的时候就算是非常小的微型癌症，仪器也会检测出来，患者自然就增多了。"

沈尚媛（中央内科）、安型植（预防医学教室）两名高丽大学医科大的教授在《韩同胞》报纸上发表了一篇题为《甲状腺癌患者数量急速增加的内情》的文章。我们看看这篇文章是怎么说的。

文章指出，甲状腺癌患者数量急速增加的最大原因，实际上是因为现在做健康检查的人多了，先进的诊断仪器连1毫米~2毫米的极小肿瘤都能检查出来。文章还指出，"韩国甲状腺癌发病率是世界第一，甲状腺癌位居女性癌症中第一位"这样的统计是存在问题的。那么甲状腺癌很可怕吗？就算因为脖子上长了个结节，去检查时发现患上了甲状腺癌，再做治疗也不晚，治愈后10年的生存率在95%以上，这样来看甲状腺癌还挺温和的。很多国家都不做甲状腺癌症的早期检查。那么一旦确诊为甲状腺癌，就要把甲状腺切除吗？不是的。甲状腺是重要的激素生产器官，如果切除，以后的生活质量和健康状况都很难保证。

你可以在网上搜索一下建国大学甲状腺中心主任李隆值教授的文章。李隆值教授指出，韩国又没像日本一样发生过核电事故，可是甲状腺癌的发病率竟然位居世界第一，原因就在于统计方法存在问题。不过鉴于日本的核电事故，我们国家确实也应该好好管理一下核电站！

手术后管理好健康，战胜癌症

甲状腺乳头状癌和甲状腺滤泡状癌在甲状腺癌里占的比例较大，如果患上的是这两种癌症，还是比较幸运的。说是癌症，乳头癌和滤泡癌其实就是良性肿瘤，不危险，长得也慢，只需要追踪观察就可以了。所以在做癌症检查的时候，最重要的就是做好组织检查，以便确认是什么种类的癌症，是需要做手术，还是追踪观察就可以了。

癌细胞那么可怕，怎么能什么治疗措施都不采取，坐以待毙呢？如果因为一个不到1厘米的微型肿瘤，就把甲状腺切除，进行放射性治疗的话，还会影响激素的生成，造成甲状腺功能减退。甲状腺切除患者终身离不开药，就算服药，身体还是会软弱无力，易发胖，血液循环不畅，患者也会因此失去斗志。如果正好赶上更年期，患者还可能得上忧郁症。切除了甲状腺，一辈子都会战战兢兢，在不安中度过。

郑女士作为大家族完美的儿媳妇，压力很大，患上了甲状腺癌，最终做了手术。她把用了一辈子的名字改成了"万寿"。"李大夫，听别人叫我'万寿'真好。我想活得久一点儿，能活到吧？"她说这话的时候好像就在昨天一样，转眼间已经过去10年了。因为癌症，郑女士对自己的健康特别上心，所以肯定能活得更久。

30多岁的金女士患上了甲状腺癌。如果肿瘤长在一边的话，只切除一半就可以了。遗憾的是她的肿瘤长在中间，只能把整个甲状腺都切除了。她还很想要个孩子，一边服用甲状腺激素，一边准备着怀孕，真是很辛苦。

切除了甲状腺，单一服用激素药物是不行的，甲状腺功能减退全身都会受影响，比如身体不适、心脏功能低下、失眠、肌肉酸痛，医院的所有科室你得跑个遍——去内科拿药，到心脏科检查心脏，去精神科治疗失眠，去韩医科针灸，对了还要去外科拿镇痛剂。没了甲状腺，整天跑医院，何谈生活质量？

如果手术后颈部浮肿，肩部疼痛，可以用针灸治疗，没有副作用且效果明显。但是放射性治疗之后，应该好好治疗一下由严重的痛症、失眠、不安、抑郁等所引起的肝气郁结。不要听信传闻说谁谁吃了高价的蘑菇其他什么癌症全好了，你就去找来吃。数百种癌症，每一种的性质、治疗方法都不同，别人吃了管用，你吃了并不一定就管用。不要因为亲人的劝说或者是子女们孝敬的，就随便乱吃。吃的时候一定要请教专家。

甲状腺癌是身体发出的让你改变生活方式的信号。脱胎换骨，给全身来个大换血。改变自己的生活方式，换一种活法。不想做的事情不要勉强自己；不要总是对家人发牢骚，尽量少生气，微笑着生活；把自己的生活节奏放慢。写完这本书之后，我也要这样生活。

甲状腺按摩法

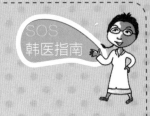

● 平时经常抖动腹部，促进胃肠蠕动。

● 如果内脏肿胀，胸锁乳突肌也会发胀，甲状腺机能就会减弱。把脖子转向一边，从耳后到锁骨突起的肌肉就是胸锁乳突肌，脑神经和血管都从这里经过。如果这块肌肉浮肿的话，脑部的血液循环就会不畅，面部和甲状腺也会受其影响。按压拇指和食指有助于缓解这一症状，也可以上下左右转动头部。

● 按压颈骨左右两侧，可以刺激甲状腺。

● 用桔梗和沙参可以化解喉咙里的痰，也可以少吃点儿鲜嫩光滑的海菜和海带。服用甲状腺激素类的患者饮食一定要谨遵医嘱。

按摩可以预防乳腺癌

乳房是孩子的生命线

    乳房呈半球形，重量在300克左右，直径为10厘米左右，在生育后会肿胀，变得更加丰满。每天，妈妈在母乳喂养上所耗费的能量达数百卡路里，所以应首先注意保证自己身体的能量需求。喂养一个孩子一年大约需要耗费20万卡路里，两个孩子需要40万卡路里。母乳是能量，是营养，也是金钱。母亲毫无保留地用乳汁喂养我们，这就是母爱。

    从韩医学的角度来说，乳房上有足明阳胃经络。胃经络之所以经过乳房是因为身体必须把食物中的养分输送到各个部位。子宫和乳房并不能增强女性的生存能力，也不能给女性自身带来任何福祉和力量，反而要消耗掉女性身体里很多的营养和能量，对女性来说反而是一种负担。

孩子有妈妈一半的遗传基因，因为妈妈而来到这个世界上，但是严格来说并不是妈妈的化身。就算孩子对妈妈非常重要，"含在嘴里怕化了，放在手里怕摔了"，但是养孩子非常辛苦。相较于男性，女性往往力气不足，易肥胖，做起事情来也很吃力。

喂奶是件很累的事情。奶头有可能会龟裂，长时间抱着宝宝喂奶，胳膊和肩膀都容易发酸疼痛。累得不

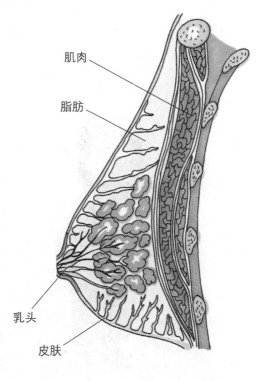

肌肉

脂肪

乳头

皮肤

行，晚上还不能好好地睡上一觉。休息不好，压力大的话，奶水会减少，奶水少宝宝吃不饱就会又哭又闹，妈妈在旁边看着能不揪心吗？我家老二在吃奶的时候就很黏人，有个"黏人饭勺子"的外号。很多孩子就是妈妈的小跟屁虫。

大点儿、小点儿有什么关系呢

严格来说，女性的乳房不是为自己长的，有些男人不但不知道感恩，还恣意嘲笑、戏弄。胸部大，会被说成胸大无脑，那些有着傲人胸部的女

性不喜欢别人盯着自己的胸部看，走路的时候往往都缩着肩；胸部小，又会被嘲笑是飞机场，觉得自己胸部不够饱满的女性往往会在胸罩上垫上厚厚的海绵垫。日本有个女高中生因为没有钱去隆胸，太过悲观，竟然自杀了。

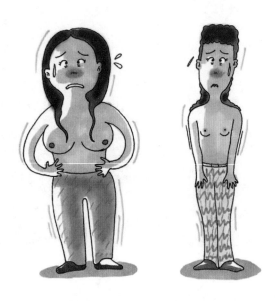

很讨厌这个拿女性身体开玩笑的社会，甚至在今天女性们听到这样的声音也只能忍着。

在欧洲，曾经有一段时间人们会在衣服上抠出个正方形的窟窿，把胸部露出来，不论是少妇还是老太太都是如此。那个时代认为不能随便给别人看的、最私密的部位是脚踝。一样的身体，风俗习惯不同，禁忌和社会压力也会不同。乳房不是淫乱的产物，不应该为此感到羞愧。在古代，母亲们喂奶的时候会袒胸露乳，她们引以为傲，向她们学习吧。

母亲把食物转化成了血，再变为乳汁，像泉水一样不断地涌出流进孩子的嘴里。孩子吮吸乳头要比吮吸橡胶奶嘴困难50倍，你会看到吃奶的孩子的额头上渗出了细细的汗珠，这给孩子们上了第一课，要想生存就要竭尽全力。乳房把最好的爱和最极致的幸福馈赠给了母亲和她的孩子。

胸部热，腹部凉

这是一位接受乳房治疗的患者的故事。权女士来检查的时候面部潮红。气都顾不得喘上一口，一个劲儿地讲述着自己的症状。

"我胸部肿胀，肚子像针扎似的胀痛。乳房中间好像有个硬块在上下移动，医院检查说很干净什么也没有。肩膀僵硬、酸痛，连坐都不能坐，有时候手脚还发抖。"

她说着说着干脆抓过我的手放在她的胸部，告诉我哪儿疼。

"内科去了好多次，什么检查都做过了。乳腺、甲状腺、肺部X光全都拍过，但是医生说都没有问题，我就纳了闷儿了，到底是怎么回事？"

"您性格怎么样呢？最近是不是压力特大，特别容易发火呀？"

"我本来挺冷静的，因为最近家里事情比较多，压力很大，所以最近动不动就发火，内心常常焦躁不安，好像被什么东西追赶似的，心还总是扑通扑通地跳。"

与体格相比，乳房很大的患者几乎都属于上热体质，而腹部属于下冷体质，寒气凝集，吃一点儿东西，就会腹泻。摸摸权女士的肚子，就能感觉到寒气从腹内涌出。

如果肚子暖和，胸部凉，这就不用担心，但是如果上热下冷就比较麻烦。以腰带为界线，上半身暖和、下半身凉的情况，如果吃暖性药物，上热就会更加严重；如果吃寒性药物，下冷就严重了。

心脏、胃、肝等相关经络都经过乳房，而两乳之间是与心脏息息相关的膻中穴。如果坐月子时受了气，排解不开的纷争、痛苦、负罪感、愤怒等不断堆积的话，乳房的能量就会被切断。这些痛苦不能发泄出来的时候就会引发乳房痛症。因体质差、饮食习惯不良、心理压力大而形成的肝热瘀滞是疼痛的病因所在。我给权女士开了一些祛心火的药，在她的胸部和背部都拔了火罐，还扎上了一圈针。针对肚子里的寒气，我用针灸的办法来驱寒，并配以红外线疗法和热敷。

一周后，权女士胸部刺痛感没那么强烈了。两周之后，暴饮暴食的症状也有了好转，腹泻也止住了，肚子也不难受了，发火的情况也很少了。两个月过后，脸部和胸部也消肿了。第三个月，权女士以前的裤子都不能穿了，裤腰宽得都能塞进两个拳头。那天她穿着新买的裤子直接就找到我这来了，没等我问她，她自己就打开了话匣子。

"李大夫，事实上我曾专门去做过减肥治疗，两个月就花了100万，腰围也就缩小了一厘米。现在腰围减了六七厘米，体重竟然降下去了。照这样下去的话，我还会更瘦吧？"

"没想过能减肥成功吧，现在活出滋味来了吧？人就要像这样积极地活着。"

去掉胸罩里的钢圈

给女性患者检查的时候就要触摸胸部和腹部，这是基本的胸诊和腹诊。换成我的话一定会摸一下膻中穴，膻中穴位于两乳之间，是心脏的反应点。每每是我手才刚到那里，就会吓一跳。

"这里是心脏穴道，摸的时候会酸痛吧？胸是食道和胃相连的地方，这样一下子被钢圈堵住了，食物怎么能下去呀？以前一定觉得憋闷，喘不上气来吧？先把胸罩上的钢圈拿掉，这样你会觉得舒服很多。你睡觉的时候会脱掉胸罩吧？"

"哎呀，胸罩里有钢圈？我不知道胸罩里还有这东西。胸罩不都是这样的吗？睡觉的时候如果不穿的话就觉得少点儿什么。"

"你也不用去买新的，钱都已经花了。你就用剃须刀把家里那些胸罩的角割破，把钢圈取出来就可以了。睡觉的时候不要穿这些紧绷绷的衣服，钢圈会给皮肤造成物理性的压力。"

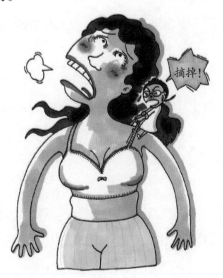

胸罩内一般都会有半月形的钢圈，硬硬的，直径为12厘米。大家知道钢圈的作用吗？据说是支撑内部的填充物，有助于塑型，果真如此吗？绝对不是这样的。

胸部肌肉连接着肩膀一侧。乳房的弹力是由有无脂肪决定的。男运动员都有着让人羡慕的胸肌，也没见他们的胸部下垂过，也就是说女性胸罩下边的钢圈是根本没有必要的。

乳房的脂肪组织会吸收食物、空气、化妆品、洗涤剂、药物里的各种毒性物质。不过乳房和淋巴腺相连，通过血液循环会实现自行解毒、净化。带有钢圈的胸罩会阻断乳房与淋巴腺之间的血液循环，百害而无一利。胸罩里厚厚的海绵胸垫也会妨碍乳房的呼吸，带有钢圈的胸罩是压迫乳房和乳腺的刑具。

我曾经和做胸部手术的专科医生一起做过韩国EBS电视台的"三色讨论"节目中的乳房特辑的嘉宾。主持人问："胸罩会给乳房带来不良影响吗？"男医生立刻回答说："不会。"这位男医生又没有穿胸罩的经验，我实在不敢苟同：

"我举个例子。如果在海绵做的帽子的周边放入钢圈，从少女时代一直戴到白发苍苍，这40～50年的时间里一天戴10个小时，试问钢圈周围还会有头发吗？"

这是电视直播，大家都比较矜持。如果我在演讲的时候举这样的例子，下面会哄堂大笑。

"挂在男性身体上的也有一个东西。如果担心它下垂，就戴一个像胸罩一样的东西，有提拉效果吗？身体的构造已经自然进化到最合适的状态了。不是你说提拉就能提拉的。"

大家都猜到那是什么部位了，全都哈哈大笑起来。

20多岁也有可能患上乳腺癌

"心脏经常跳得厉害，就去医院做了心电图检查，医生说一切正常。可还是觉得呼吸困难，胸部刺痛，我很担心，怕自己得了乳腺癌。"

"乳房内有很多脂肪组织和乳腺，每月在激素的作用下会发胀，然后再缩小，如此反复。如果精神压力大，或是吃了过多的肉类和乳制品，又或者属于上热体质，乳房就很容易肿胀、疼痛和摸着里面有肿块。你这么年轻，才20多岁，一般不会患上乳腺癌，但是也要小心。"

"哎呀，我很喜欢喝牛奶，肉也吃得很多。说是对骨骼好，照您这么说吃多了反而不好？"

"现在的畜牧产品都是集约化工厂式生产。特别是进口的牛肉和乳制品的问题尤其多。现在商家为了赚钱，会给牲畜吃各种各样的药，让它们赶快怀孕产奶。人吃了这样的肉就会长胖，胸部也会变大。

"女性要想被这个社会认可需要付出巨大的努力，挫败感和压力会让她们气闷于胸，从而引起乳房疼痛，甚至形成结节肿块。"

乳腺癌占世界女性癌症的23%。韩国乳腺癌协会的调查结果表明，韩国乳腺癌患者从1996年的3801名增加到2010年的16398名，14年间增长了大约4倍。30～40岁的乳腺癌患者大幅度增加。20多岁做手术切除阳性肿瘤的患者也不在少数。年轻的未婚女性摄入过多的乳制品和肉类，很容易长出良性的纤维瘤。

怎样才能有个完美的胸部?

	乳房大	乳房小
特征	乳房发达说明哺育孩子的母乳充足,是值得骄傲的事情,不要害羞。上身胖或者乳房变大,会造成肩部肌肉紧张,心脏也会受到压迫,容易气喘,面部潮红,出冷汗。双手交叉放在胸前,遮挡胸部,会妨碍血液循环。	适当增加脂肪,可使肌肉变得发达,同时能刺激大脑多分泌被称为爱的激素的催产素。怀孕、生育不是我们今天下决心,明天就能达成的短期速成套餐,至少需要一年的时间。不要戴妨碍血液循环的钢圈胸罩,想要胸部变大,就经常按摩乳房。
健康操	一边的胳膊向上抬起,用另一只手从腋窝到乳房用力地抓握按压,最后再用力拍几下。双手交叉,用力举过头顶,反复练习。一边走路,一边使胳膊用力地前后伸展。	一边想象着从乳房升起暖和的热气,一边用手按摩乳房。然后再贴个暖身贴,给乳房一个热敷。还可以举举哑铃。
健康饮食	多吃一些能够缓解上热的海带、海苔、桔梗、沙参、莲藕、苦菜、车前草、黄瓜、水芹菜、荞麦等。	多吃一些洋葱、大枣、山杏、葡萄、菠菜等温性食物。适当地吃些肉类、乳制品,喝些牛奶、酸奶。
忌口	少吃引发上热的辣椒、辛辣食物、糖果、巧克力、可乐。特别是进口的肉类和乳制品尽可能少吃。激素剂和避孕药能够引发乳房结块,尽量不要吃。	尽量不要吃那些让身体更凉的寒性食物,冷饮、生鱼片、沙拉、黄瓜、西瓜、甜瓜等最好都不要吃。

怎样预防乳腺癌

一位写乳房特刊文章的某舆论社的记者来采访我的时候问：

"医生，听说只要怀孕生了孩子就不会得乳腺癌，是这样吗？"

"谁说的？"

"妇产科的医生都这么说。"

"这样说并不准确。女性的激素的分泌是以一个月为周期反复循环的。激素分泌越多，患上乳腺癌的危险就越大。以前，妈妈会生很多孩子，每两年喂一个孩子，这样月经次数就会减少，一生可能只来200～300次月经。母乳喂养可以降低乳腺癌的发病率。曾经有一段时间疯传吃雌激素能永葆青春，但是美国和英国的健康机构曾做过大量研究，结果表明乳腺癌和雌激素的分泌有关。"

我们现在要做的就是好好地按摩乳房，不要等到得了乳腺癌，再胆战心惊地去摸着乳房找肿块。平时大部分女性别说给自己的胸部做按摩了，可能连摸都没摸过。按摩的时候从胸部开始一直按到腋下的淋巴腺。走路的时候挥动双臂，两臂不要交叉放在胸前。

看看自己的化妆台和浴室，全都是含有化学成分的化妆品。这些化学成分会通过皮肤渗透到体内。最好扔掉它们，实在不行就少用点儿。用酵素、食醋、EM（Effective Microorganism，有溢微生物群）、水果做天然肥皂和天然化妆品来用，衣服最好水洗，尽量不要拿去干洗。在厨房中用玻璃杯和不锈钢制品，最好不要用塑料、合成树脂容器和纸杯。多吃些牛蒡、桔梗、沙参、芹菜、蒲公英、车前草、苦菜、圆白菜、西蓝花、羽衣甘蓝，这些蔬菜能够消肿，有抗癌的效果。

最重要的是不要把愤怒和压力积在心里，要及时化解，对自己宽容些。

消除乳房肿块的按摩法

●用两只手掌最大限度地抓住乳房，温柔地按摩。

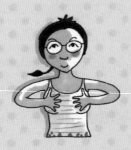 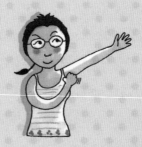

●用一只手用力地抓捏另一侧的乳房，从胳膊内侧开始，经过腋窝，直到胸部。腋下的淋巴腺很多，最好多捏几次，用力拍打。

● 按压肋间可以消除肿块，缓解疼痛。十指张开，从中间向两边按压。

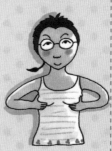

● 沿着两乳之间的中央线，从颈部开始往下揉搓，经过膻中穴，直到胃的上部。

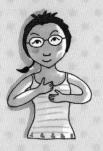

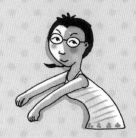

● 肩膀往后耸动，多走路，使热量向脚部转移，可以消除胸部肿胀。用力做划船的动作，可以促进乳房淋巴液的循环。

● 做白鹤展翅的动作，可以消除胸部的肿胀。

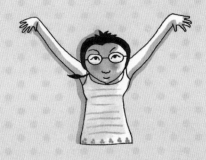

患上忧郁症的时候首先要促进脑部血液循环

低血压患者懒吗

有位患者脸色不好，头晕无力，她怀疑自己有中风的迹象就过来让我给号个脉。

"我经常头晕，有时候耳朵里有嗡嗡的声音。头痛、头晕的时候就算躺下了也觉得天花板在转。走路的时候脚步虚浮。曾经有一次去超市还是邻居搀扶着回来的。"

我看了她的预诊单，脑部检查没有一项达标，血压100／60mmHg，有点偏低。

"消化怎么样？有没有恶心呕吐的症状？睡眠质量呢？记忆力好不好？手脚发麻吗？"

"原本消化就不太好，总是恶心想吐。就算筋疲力尽了也睡不着，就算睡着了也睡得不沉。突然站起来的时候眼前会发黑，意识模糊。肩膀酸痛得受不了。这到底是怎么回事呢？"

"去医院做过检查吗？"

"去医院做了血液检查和脑部核磁共振，没有任何异常。医生说可能是耳部平衡感异常，或者是压力太大，也有可能是中风的前兆。我母亲就是因中风去世的，所以我非常害怕。"

"你这么年轻怎么可能中风？中风主要是因为脑部血管堵塞或破裂造成的，年轻人血管有弹性，不用担心血管会破裂。每天战战兢兢的反而对身体不好。"

患者是补习班的老师，主要给中小学生补习，遇到这些学生学校有考试的时候，深夜才能下班，连吃饭的时间都没有。当她拖着筋疲力尽的身体回到家的时候，还有一大堆的家务等着她，等她把家务干完了，累得虚脱了也睡不着。

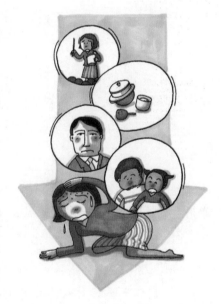

"早上本来应该早起给老公和两个孩子做早饭，可我怎么也起不来。我本来就挺懒，家务活也做得不好。老公经常指责我不会过日子。心里想着给家人做些好吃的，可我真的不会做饭……"

"别这么贬低自己。你现在已经做得很好了，从育儿到家务还有工作，你已经做得够多了。现在该好好地照顾一下自己的身体了。"

来看病的女患者差不多都会说自己"懒""不会做家务"，认为自己生病是天大的罪过。女人要生孩子、养孩子、做饭，还得工作，身体已经这么辛苦了，你还自责，你让身体怎么办啊？

菠菜胜过里脊

低血压的人经常头疼、发晕，女性患者尤为如此。女性在差不多35年的时间里，每月都会来月经，再加上怀孕、分娩，这些都需要消耗血液和营养。若不及时补充的话就会缺血。人体内含铁量大约有5厘米的铁钉那么多。含铁的血液内有血红蛋白，血红蛋白可以使血液与氧的结合能力提高40倍。

月经量多的话，就会得血虚头痛，脑袋会钻心地疼。就算吃药也收效甚微。要是怀孕的话会怎么样呢？胎儿通过血液从胎盘中摄取营养。产后母乳的营养也是从血液中提取的，所以女性会一直被慢性的气血不足所折磨。

身体缺铁当然不能从生锈的铁钉中汲取，那么就多吃含铁的食物。菠菜的含铁量要比同等分量的牛里脊高出14倍。其次依次是荠菜叶、芜菁叶、白菜叶、青椒、西蓝花、蘑菇、大豆、西红柿、紫甘蓝、干杏等。瘦肉、猪血、血肠里的含铁量也很高。

头晕已经不是简单的缺不缺铁的问题了。现在随着生活越来越好，因缺血引起的急性贫血已经越来越少了。头晕不一定就意味着贫血或中风。

男人一辈子都不需要像女人这样流血牺牲，他们不会理解女人身体缺血的痛苦。低血压是"看起来懒的病"，最大的特点就是早上起不来，更别提给家人做早饭，送老公上班，送孩子上学了。老公会觉得妻子是在偷懒。低血压的临床表现为：记忆力下降，健忘，总是犯错，诸事厌烦，抑郁，意志消沉，浑身乏力。低血压患者往往有心做好家务，但是做起来对她们来说真的很困难。女人要是也有老婆就好了。

如果脑部血液循环不良

动物的心脏和脑的高度基本差不多，所以脑部血液循环通畅。但是像人类一样脖子长、脑袋比心脏高的直立行走的动物，其血液循环构造一定不同于其他动物。长颈鹿的脖子非常长，头也非常高，要想把血液输送到头部就要提升血管压力，所以长颈鹿的血压很高。

人类的脊柱是直立的，要把血液输送到头部并不容易。我们身体的血液量在4升～5升，想要摆脱重力把血液输送到脑部的话，除了心脏的收缩要有力之外，还要保证脖子通往头部的血管通道畅通无阻。

一般量血压的时候都在靠近心脏上臂处测量。人们最想知道的是颅腔内的血压，但是由于头盖骨太坚硬了，根本无法测量，更不可能把测压仪套在脖子上测量，所以只能在上臂处测量了。人们依据这个结果大体推测出颅腔内的血压，但是就算血压正常，颅腔内的血压也有可能会不同。一般高度每上升10厘米，血压就下降7mmHg，颅腔内血压要比在胳膊处测量出的血压低40mmHg～50mmHg。

用特殊的超声波多普勒流量计测颅腔内的血压得出的结果表明，收缩期动脉血压低的患者普遍会出现以下症状：注意力低，记忆力下降并且健忘；就算睡了觉也还是觉得疲惫，整天打盹；肩膀和后颈容易酸痛，肌肉一紧张，反而疼得更厉害。如果血压持续降低的话，头晕的次数就会增加，并会伴有耳鸣。

颅腔内血压降低的话，人很容易忧郁，意志也会比较消沉，容易疲劳。如果精神压力再大的话，问题就更严重了。

由低血压引发的忧郁症

玄女士今年50多岁了，她被忧郁症折磨了近20年。她有很强烈的自杀冲动，曾经跳过江，上过吊，幸好都被家人及时发现了。家人都很担心，不知道怎么办才好，只有她丈夫不以为然，说她折腾人。玄女士的婆婆患有老年痴呆症，她尽心尽力地照顾了8年，结果自己得了火病（朝鲜民族特有的文化依存综合征，是一种精神疾病），还患上了忧郁症。她觉得全身无力，记忆力减退，而自己连吃药的时间都没有。稍微受点儿刺激，就要死要活的。她被确诊为压力忧郁症，加上处在更年期，病情变化无常，服用的药物也多种多样。

玄女士的兄弟姐妹实在看不下去，就带她来医院检查。检查没发现有肌瘤，只是在激素的作用下，出血情况比较严重，供血不足导致眩晕和头痛。下颌骨和牙齿的咬合度对于大脑血液循环非常重要。但是玄女士在10年前就因牙齿摇晃而安装了活动假牙。雪上加霜的是玄女士月经出血量又过多，造成了脑部血液循环不畅，所以忧郁症的症状更加严重了。

综合来看，要想治愈玄女士的忧郁症，就要先帮她调理身体。想要恢复精气神，首先要保证脑循环正常。治疗了一个月后，玄女士的睡眠质量得到了很大的改善，神清气爽，还能和孩子们一起去健身房健身。两个月后，本来不愿说话的她，也愿意和我交谈了。

"以前总是焦虑不安，现在觉得什么都好，有想活下去的欲望。"

"什么好？"

"所有的。常年堵在心头的闷气也消了，想想已经有10年了。我以为这辈子心里这口怨气都下不去。那时就像着了魔一样，还花了1000万韩元去算卦。那时候觉得快活不下去了。娘家人都非常担心，可那个时候的我眼里哪里还看得到别人，整天沉浸在自己的世界里。不过现在我终于知道家人对我有多重要了。"

我不知道原来她这么聪明、这么善于言辞。我很高兴，她娘家的兄弟姐妹也可以松一口气了。感谢上帝，她又重新活了过来。

我们的身体和心灵就像四季的天气一样变化无常。忧郁症就好像梅雨，让人疲惫不堪，又像暴风雨，颠簸摇曳。忧郁症患者身心俱疲，遇到一点儿小事就会委屈地流泪。

通常忧郁症患者都会认为得了忧郁症是因为自身性格有问题或是自己太无能了，常常会陷入深深的自责当中，可是事实并非如此。身体上的疾病会导致慢性疲劳、无力感和筋疲力尽；同时会使脑血管的血液循环不畅，头部血压和血流明显下降；也会导致血清素这样的内分泌物质的分泌减少，这才是忧郁症的真正原因。

忧郁和愤怒是对双胞胎

月经、怀孕、分娩很容易导致女性气血不足，所以与男性相比女性更容易患上忧郁症。再加上女性在社会上很难得到认可，这也是忧郁症的发病原因之一。由工作、家庭矛盾、婆媳问题等所堆积的疲劳和压力会成为忧郁症的诱因。

忧郁症非常复杂，导致忧郁症的原因也有很多。所以与普通疾病相比，在治疗忧郁症上所要投入的精力和时间要多得多。精神上的痛苦无法发泄出来，就会反噬到身体上，会给大脑带来不良的影响，造成免疫系统紊乱。如果把血液循环比作一辆火车，那么血液就是货物箱，气是原动力就像火车头，在前方拉动血液。

服用加味逍遥散和当归补血汤能够促进头部血液循环，供给脑部神经所需要的营养，对于治疗忧郁症有很好的效果，同时会补充细胞进行再生恢复所需要的能量。这两味药还会让紧张兴奋的神经松弛下来，促进血液流动，改善失眠，缓解疲劳，使患者有生存的欲望。

治疗忧郁症最好的方法就是发泄出来。发泄出来并不丢人，不要一味地压抑。多出门晒晒太阳，爬爬山，放松一下。阳光可以补充阳气。好好吃饭，晒晒太阳，让冰凉的心热起来。这样在不知不觉中忧郁症的阴影就会烟消云散。

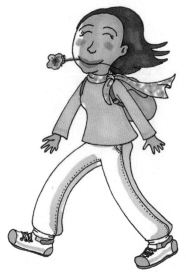

怎样才能神清气爽

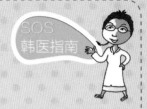

● 颈部和肩部是血管通向大脑的通道，所以要缓解颈肩部位的胀痛。洗漱的时候，顺便按摩一下颈前和颈后。

● 握拳，按摩背部肋骨下端的肾脏和副肾部位。

● 躺着休息的时候，用枕头或蒲团把腿部垫高。抬高双腿，摇摆晃动。

● 大枣、莲子、核桃、松子、花生、葵花籽、南瓜子等坚果类和牛蒡等根茎蔬菜可以补充大脑所需要的营养。用质量好的天然食盐做的酱油和大酱也是不错的。

● 用黄芪炖鸡和参鸡汤来补气。红参茶、生姜茶、桂皮茶也适合于低血压的人饮用。

流产=生产

可怕的人工流产

有个男孩慌慌张张地打电话过来说他女朋友怀孕了，不知道怎么办才好，去了8家药店，但是都只有2~3天之内吃的应急避孕药。第二天，这对年轻的恋人就来了，他们觉得天要塌下来一样，眼泪哗哗地流。我先让女孩子哭了个痛快，发泄一下。

"学校不都有性教育这门课吗？"

"按照学过的方法计算了安全期，结果还是怀孕了。"

"'使用安全套的男人是最帅的'，这句话没有听过吗？"

男孩很不理解在这么严肃的时候，医生竟然还能开玩笑。下一个生理期开始前的12天到16天之间为排卵期，如果以精子和卵子的存活天数来算，就应该是下一个生理期前的第10天到20天，这两人认为只要在10天里避孕就可以了，但是这只是统计数值。

事实上，每个人的身体状况不同，生理周期也不同，一般女性的生理周期为25～40天。而有的人排卵期会提前，有的人会推后。我们的身体不是精密的仪器。不要以为月经过后就是安全期，这时候发生性关系也有可能怀孕。

人工流产又叫堕胎，流产之后，恐惧、痛苦会深埋在记忆中。如果说性行为是灯的前面，那么不被期望的怀孕就是紧贴其后的影子。怀孕了又不想把宝宝生下来，最后只能选择人工流产。流产后当事人要面对的是永无止境的非难和侮辱。当今社会认为人工流产是因为行为不检点或是品行不端造成的，对当事人恣意说教，真让人恼火。

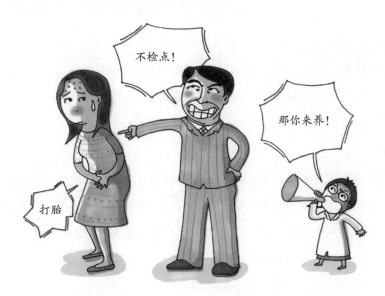

患者中很少有人没做过流产手术，一般都做过2～3次，更加可气的是有的人竟然做了10次以上。韩国保健福利部的调查结果显示，2010年受理的堕胎案件接近17多万件（韩国限制堕胎），这还不算不合法的堕胎，如

果再加上这些，实际堕胎案件会更多，可能高达34万件。韩国在经济合作与发展组织（OECD）国家中是堕胎数量最多的避孕落后国。

使用避孕套一举多得

紧急避孕药是激素药物，对女性的身体伤害极大，所以不是迫不得已最好不要采用这种避孕方法。口服避孕药会扰乱身体自然的排卵，有副作用。也有人在子宫内放置避孕环来阻止受精卵着床以达到避孕的效果，但是这会增加炎症发生的概率，引起腹痛。

我曾经去国民大学做了两次演讲。本来打算专心做医生，不再到处去演讲，可能是因为"做爱的时候开着灯吧"这句话令人印象深刻，好多地方都邀请我去做演讲。只有开着灯才能看到有没有炎症。长在生殖器上的被称为疱疹和湿疣的肉赘以及炎症用肉眼是可以确认的。哲学家尼采宣扬"鞭子理论"，他痛恨那些不正经的女人。事实上，患上梅毒的他需要的正是避孕套。

避孕套比任何避孕药都好，不仅价格便宜，还能预防性病、阴道炎等，最重要的是避孕让你不至于在没有准备的情况下措手不及荣升为父母，所以使用避孕套可谓一举多得。我劝女性朋友不要和拒绝使用避孕套、把避孕责任推给女性的没有责任感的男人做爱。

女人们经常会陷入这样的感情陷阱：

"如果我怀孕了，他一定会很高兴的。只要把孩子生下来，他会喜欢的。"

这都是电视剧看多了。如果你有自信能一个人把孩子养大成人的话，也可以生下来。怀孕后两个人应该充分讨论之后再做慎重的选择。如果你突然把怀孕的事告诉对方，对方并没像你想象中那样高兴，除了哭，你还能怎样？意外怀孕就是个错误，双方都会有压力，会对对方感到失望，流产之后分手的情侣出奇的多。所以要找一个能够一起抚养宝宝的另一半，两人商量后在人们的祝福声中再怀孕。怀孕是能够左右女人一生的。

经常性流产怎么办

　　酒后做爱位居避孕失败的首位。权小姐经常吃紧急避孕药，她丈夫习惯应酬回来之后和她做爱。权小姐吃了避孕药之后，会觉得头晕、恶心，就不常吃，最终怀孕了，不得不去做人工流产。

　　权小姐手术后，经期总是持续时间很长，血流不止，痛苦万分。我给她开过几次药。

　　不久之后，她又来了，很不好意思地悄声告诉我说又做了一次人工流产。我虽然能理解她，但是也很担心她。

　　"权小姐，如果把你的经历写进小说，没人会相信。怀孕、流产、出血，反反复复，这比电视剧还像电视剧。"

　　"医生，对不起。我也不想这样的，您别说了。流产后我骨盆疼痛致使腹泻。8月份做的手术，到现在血还没止住，第二个月出血量更大。数值一直没有降下来，还注射了免疫调节剂。"

　　"你没有对不起我什么，你是对不起自己的身体。"

　　她身体处于这种情况，竟然还跑了趟婆家和娘家，婆家和娘家住得都很远。

女性会经常出血，有可能是机能性或是不定性的，也可能原因不明。子宫收缩不好以及血流不止会造成血虚，针对权女士的这个症状，我给她重新制订了治疗方案。不久之后，权小姐面带笑容地出现了，说我真是她的救命恩人。如果她不是总流产，我真的很喜欢她。我告诫她一定要注意，如果再流产，子宫就会不堪负荷，等到真正想怀宝宝的时候有可能就怀不上了。我应该抽个时间给她打个电话，想知道她决定什么时候要宝宝。

流产后必须好好调理身体

无论怎么小心，怎么计算日子，就算避孕药和避孕套全都用上，还有可能意外怀孕。有没有不用流产的方法？有的。一辈子只做一两次爱，有了宝宝就不做。这太严格了吧？要么就规定未婚男女的性行为是不合法的。

有一对夫妇来抓小产后调理身体的药。我真欢迎这样陪着妻子来我们医院的有情有义的丈夫。那位丈夫说因为有过用了避孕套还怀孕的经历，所以现在他都戴两层。

"戴了两层还是破了。"他边说着边笑了起来，可能是觉得自己很厉害。我听了之后也笑了。之后，那位丈夫做了结扎手术，但是这对夫妇的痛苦并没有就此结束。一年后结扎的线松开，妻子又一次怀孕了。刚开始妻子很慌张，惴惴不安，怕丈夫误会自己出轨；丈夫的脸色也不好看。最后，才弄清楚原来是一场误会。这种事竟然发生在现实生活中。如果是你，你能怎么办呢？别光嘴上说爱，身体力行来点儿实际的。如果爱妻子，最好去做结扎手术。

常见的刮宫手术是通过把子宫内膜刮掉来终止妊娠的。手术后月经量会减少，还可能造成习惯性流产。更严重的是手术后子宫内膜容易粘连，引发炎症，造成不孕。手术后子宫内壁有了创口，很容易感染，滋生细菌。流产后首先要做的是防止感染！流产和分娩一样，都要好好调理身体，防止并发症和后遗症的发生。

流产后子宫内膜壁变薄，子宫颈无力，最好用易补汤来调理身体。流产后要给子宫充分的休息时间，做爱的时候一定要用避孕套。

流产后如果想要下一个孩子，至少要观察3次以上月经是否顺畅，再做打算。流产和分娩一样伤身。流产会给女性的身心造成巨大的伤害，所以流产后不只要好好调理身体，最好是和所爱的人一起分担这些痛苦。

要对自己的身体负责，不然痛苦就会找上你。忍耐，隐瞒，独自承担，并不值得提倡。不好好照顾自己的身体何谈健康？如果想要个宝宝，首先要把自己照顾好。

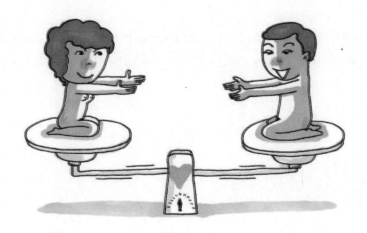

流产后怎样调理身体

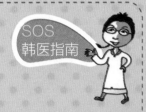

SOS
韩医指南

● 手术前，你要认识到自己和这个孩子没有缘分。写信也好，听音乐也可以，对宝宝说句对不起，也可以向别人倾诉。

● 流产后，子宫颈部会扩张，一天以后才能淋浴，盆浴要半月以后才可以。

● 手术后，至少在下次月经来之前都不要进行性行为。一周以后可以做些舒缓的运动。

● 手术后，要吃一些清淡的食物，如海带汤、蛤蜊汤、豆腐、水泡菜、鱼、南瓜、萝卜等，这些可以化子宫内的瘀血。

● 乳制品、进口肉类、凉饮、冰激凌、碳酸饮料、果汁等会使身体肿胀、下垂，最好不要吃。别喝果汁，吃水果吧。把凉水和热水掺起来喝，身体就不会发沉。

● 和丈夫认真讨论一下关于避孕的事情。

只要风度不要温度的女人

衬裤的作用

"总是觉得小腹冷。把手放在肚子上，就觉得里面冷气上窜，经常腹胀放屁。用手摸摸，还紧绷绷的。总觉得膝盖冷，睡着了小腿也冷，经常被冻醒。"

这是李小姐，她生了两个孩子，全都是剖宫产，肚子上有一道长长的疤痕。肚子还发胀，总是放响屁。而且腹部动脉旁边的大腰筋僵硬，按一下她就能疼得叫出来。她虽然已是孩子的妈妈了，但还是穿着短裙，下面只穿着一条巴掌大的尼龙内裤。

"你总说腹部发凉，穿上裤子和袜子会好很多。"

李小姐说自己从年轻的时候就习惯不穿保暖内衣，硬穿的话她会觉得不舒服。现在的社会潮流是冬天也穿半袖，穿保暖内衣土气。李小姐生的两个孩子都是剖宫产，腹部开了两次刀，所以腹部的经脉被破坏，瘀血凝结，血液循环不畅，引起腹部温度下降。

我总唠叨要她多穿一条薄棉衬裤，威胁她说要是不穿就不给针灸了，她这才穿上了。看来唠叨还是有点儿用的，她也知道这是为她好。

有位患者卵巢内长了个囊肿。平常短裙内就只穿了条内裤。一般都会认为所谓的囊肿没有什么大不了的，就像名字一样，只是稍微积了点儿水而已。但是囊肿几乎都是脓包，透着薄薄的血色，里面是炎症性的浑浊的液体。根据身体的状况，囊肿不仅会渐渐变大，而且还会破坏卵巢机能。

如果腹部发凉，就意味着血液循环不畅，组织液积聚、浑浊，很容易长子宫肌瘤或囊肿。这就好比大地结冰，种子不能发芽一样，如果子宫受凉，受孕就会比较困难，这种担心不是多余的。母鸡下蛋之后会一动不动地孵蛋，帝企鹅也会把企鹅蛋放在脚掌上，孵化企鹅宝宝。我们要想在子宫里孕育宝宝，就要升高腹部深处的温度。

如果内衣单薄，下半身也会有问题

肚脐下面就是丹田穴，我们身体的火种就保存在这个地方。这个地方是体内的中心，只有这里热起来了，热量才能传到全身各处，维持体温。如果以地球作比喻的话，丹田穴就是烈日炎炎的赤道。

如果丹田受凉，就会全身发冷，畏寒，肚子也会隐隐作痛，常常腹泻。有些人只是吃了木耳，就会立刻跑卫生间，这正是腹冷体质。胃肠虚弱，小腹受凉，很容易患上腰椎间盘突出，也很容易出现血瘀和凉性便秘的症状。丹田受凉，腹部和腰部的肌肉就会结块，引起腰痛和下肢神经痛，脊椎有可能弯向肌肉收缩的方向。当然想做爱的热情也会被浇灭，会成为逃避爱人的冷血人。

内衣担负着警卫的工作，它们可以包裹小腹下的丹田，起到保温的作用，同时保护骨盆周边的臀部、性器官、肛门等全部部件。现在的内裤就只有巴掌大，怎么能盖到肚脐。有的内裤竟只有一根绳，材料成本没有多少，但是这样的内裤价格却更贵。年轻的女性们都不喜欢穿纯棉内裤。她们觉得能遮住肚脐的内裤都是上了年纪的女人才穿的，接受不了我的建议。

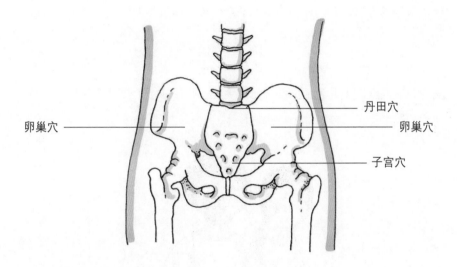

卵巢穴

丹田穴

卵巢穴

子宫穴

在服装历史上像这样的下身开放型的服饰潮流才不过数十年。短裙内穿着薄薄的内衣，冷气直达小腹，对身体没一点儿好处。瘀血凝结，加重痛经，胃肠虚弱，肚子咕噜咕噜响，小腹胀痛，腰部也酸痛，这全都是因为你的内衣单薄。请让下身远离冷气吧。

用衬裤来代替紧身裤

给那些爱美女性做检查的时候发现她们几乎都穿着尼龙紧身裤。如果腰部勒得过紧，就会妨碍横膈膜的上下运动，呼吸就会变得短浅，肺活量降低，身体的供氧量就会不足。去做桑拿的时候，你就会发现很多女性的腰部有紧身裤留下的勒痕。紧身裤会使8米左右的肠道向胃下方移动，造成持续性的肠运动困难。

穿紧身裤并不能让你的腰部线条变美，更不可能解决臀部下垂的问题。最好的方法是做体操和快走，腿部后抬，通过类似的运动加强臀筋的力量。

多喝生姜茶、人参茶来温暖腹部。多走路，保持腹部血液循环。肚子受冷，热气全部上升到了面部，面部潮红，就形成了上热下冷的症状。不要为了风度失了温度，穿上衬裤吧！

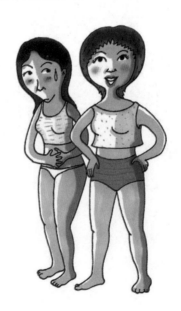

不要做芭比娃娃

身体还和石器时代一样

以前人类靠采集和狩猎来满足日常所需的粮食，挨过那些饥饿日子的人类在环境极度恶劣的冰川时期也能存活下来。节约和储存能量的遗传基因让人类度过了极其寒冷的冰川时期。如果人类没有脂肪组织，主导这个地球的就可能是黑猩猩，而不是人类了。直到农耕时代，人类才解决了粮食问题。现在农产品丰富，五谷杂粮充裕，每天都像过节一样，吃的比以前的皇帝还要丰富。

不过我们的身体还是和石器时代的一样，没有变化。现在我们用着以前的身体，毫无节制地吃着大米、白面，做梦也没想到的是赘肉如今却成为我们的噩梦。绝世佳人杨贵妃因74千克的丰满身材而受到皇上的宠爱。在唐朝选儿媳妇的首要条件是脸要像圆月，要富态。

现在人们都不吮吸甘蔗，普遍食用价格便宜的高浓度砂糖。每种水果都以高糖分为荣，连婴儿奶粉都是甜的。在食物中放入糖调味是基本的料理方法。甜腻的点心、糖果、巧克力、饮料都是高糖分的。舌头的味觉细胞因糖分被麻痹。

内脏呢？身体每天都会摄入大量的糖分，而多余的糖分转化为脂肪堆积在身体的各个地方。脂肪就成了让人头疼的滞销货。

如果想吃炸鸡，打个电话，外卖就会送来；想吃牛肉，也不用亲自去宰杀，我们坐在家里等着吃就行，一滴汗也不用流。现在人们不需要为了狩猎而奔跑，而是整天坐在桌子旁与电脑为伍。现在，人也不用为了生存而和别人去拼体力，也就看看电视上转播的体育运动过过瘾。

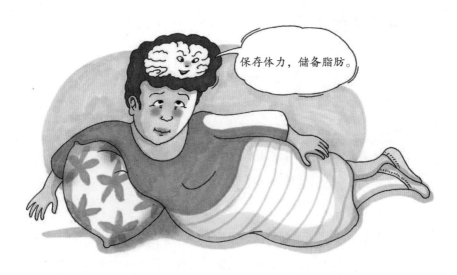

腰围15英寸可能吗

如果芭比娃娃的体重是56千克的话，腰围是多少呢？15英寸（约38厘米）。胸围呢？47英寸（119厘米）。身高呢？2米……布娃娃是模仿女子的模样而做成的小女孩的玩具。事实上，我觉得芭比娃娃就是个外星人模样的怪物。我用卷尺量了量我的膝盖，粗15英寸。男子的脖围一般也是15英寸左右。胸围和摔跤选手的腰围差不多，2米左右的大个子，细细的水蛇腰，有这样的人吗？不可能，只要一站起来，就会立刻折腰而死。

我们的孩子差不多都有这样的芭比娃娃，给她盖房，还给她找男朋友，每天都给她换不同的衣服，变换不同的发型。大多数女孩子在青春期的时候都希望自己的个子会蹭蹭地向上长，胸部会越来越丰满，结果长大之后对身材的失望和愤怒是一定的。社会给女性植入了这种错误的观念，痛苦却让女性自己来承担。

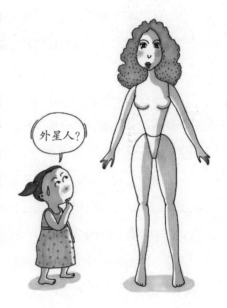

外星人？

解放精神和肉体

权小姐本来想去跳汉江一了百了，去的路上改变了心意，直接找到了我们医院。医院的人都被她的痛哭声吓了一跳。我安排她躺在窗边的床上，让她先尽情地哭个够再说，好不容易她才镇静下来。原来她觉得只要成功减肥，一切都会变好的，但是无论怎么做就是瘦不下去，与其这样活着，还不如死了痛快，所以就去了汉江边。

权小姐很爱运动，精力充沛，身体健健康康的。但她就是想减肥，她不满意自己的身材，觉得大腿太粗了。她不知道在奥运会上女选手们就是凭借强壮的大腿才拿的金牌。

权小姐的父母也催她赶快减肥，逼着她去相亲。这是要嫁女儿吗？根本是想把女儿当作货物处理掉呀！婚姻是独立男女的组合，不是处理货物。连自己都不爱的女儿真的就能爱上只见过几次的男人吗？得不到父母关爱的女儿反过来会讨厌自己。权小姐一把鼻涕一把眼泪地说："都是我的错，都是因为我自己长得不好看，所以父母才不爱我。"

把自己饿瘦——这种节食减肥法是苍白无力的咒语、不幸的沼泽。就算父母让减肥，也要有自己的想法，为什么要为别人而活呢？一定要为自己而活。

人靠身体活着。强迫身体做不愿意做的事情，对身体就是一种酷刑，会给身体带来压力。到现在为止还没有一种药物能直接持续减掉体内储存的脂肪。不要对自己的身体撒谎，这绝对行不通。每天按时吃饭，坚持锻炼，保持心情愉快，身体会感受到的。和身体和平共处，尊重自己，解放肉体，我们的人生就应该这样。

解放肉体是寻找自己、发掘自己的作业，是在和自己约会，这会让你重新认识自己，重拾自信心。要想解放肉体，就要解放自己的精神。而赞美自己是一种自我保护，是我们自己给自己开的药方。解放精神和肉体是一种美好而健康的自我锻炼方式。

肥胖的原因

·太累，觉得吃东西就能有力气：身体过度疲劳，甲状腺和肾上腺功能低下，新陈代谢功能减退，就会造成虚胖。身体本来就疲惫，还要承受周围人的异样眼光甚至非难，内心的痛苦可想而知。

·嗜吃甜食：觉得吃零食可以缓解自己的压力，让自己心情舒畅。吃甜食可以刺激大脑分泌令人愉快的物质，所以甜食对她们来说并不是单纯意义上的卡路里。

·没有爱情，钟情于聚会：重视人情又很孤独，所以从来不缺席酒席和聚餐。不去就会觉得空虚，去了就叽叽喳喳说个不停，胡吃海喝。

·自暴自弃：担心减肥失败，根本不做减肥的打算。觉得自己这样挺好的，一点儿也不担心，但是身体会受不了啊，还是减肥吧。

体重100千克的人肯定有过体重60千克的时候。控制住自己的体重不再胖下去会比回到原点更容易。试一试，你做了多少就会有多少的成效。不要惧怕失败，不要轻易放弃。

对呀，对呀！我就是肥胖体质。

体质	特征	饮食	运动
痰湿体质	常常恶心呕吐，反胃，感觉脖子被什么卡住一样，有异物感。经常觉得头晕，头痛，四肢一点儿力气都没有，身体就像被水浸湿的棉花一样沉沉的。腹胀，就算不怎么吃东西，肚子也会不舒服，也会发胖。	痰湿体质要用专门治疗该体质的祛痰剂来进行治疗。在家中可以多喝不加糖的生姜茶、橘皮茶。加糖的果汁、凉饮等饮料以及啤酒、乳制品绝对不能喝。凉水喝多了也会引起腹胀、呕吐。	用红豆热敷，可以去除痰湿。可以按摩、拍打胃部和腹部来提高内脏温度。
湿热体质	这类体质的人上身、胸部、背部、颈部易发胖。心火旺，胸部就会憋闷，面部潮红。脾胃过热，食物立刻就会被消化掉，就没有食欲不振的时候，所以就会暴饮暴食，胃部被撑大，经常感到饥饿，饿了就再吃。经常会被开玩笑说是不是肚子里住了一个乞丐。这种体质也是糖尿病和便秘高发的体质。	首先要阻断胃热，降低食欲。多吃些带苦味的野菜、苦菜来降低食欲。水芹菜、绿豆芽、蘑菇类、大麦饭也是不错的选择。想吃零食的时候，可以喝大麦茶，喝的时候把茶泡浓一些。也可以把热水和凉水一半一半掺起来，当饮料喝。	湿热体质不要在太阳底下运动，最好是在凉爽的早晨或晚上锻炼。在江边或湖边有水的地方锻炼也不错。室内游泳更是绝佳的选择。

体质	特征	饮食	运动
湿虚体质	肉多，看起来应该也很有力气，但是实际上一点儿力气也没有。甲状腺功能弱，新陈代谢下降，身体不能燃烧能量。皮肤松弛没有弹性，动作迟缓，面部浮肿。心脏功能弱，很多人因低血压致使体液循环不畅。	你不能说湿虚体质的人是因为懒才不锻炼身体的。在让她们锻炼身体前，要给她们多吃些补气的人参、红参茶、参鸡汤、黄芪炖鸡来补足元气。	深呼吸刺激甲状腺和按摩肾上腺对所有体质的人都有好处。坚持不懈地锻炼身体，把身体活动开，增强体力。
湿冷体质	湿冷体质的人经常冷得发抖。大腿、臀部等下体易发胖。手脚冰凉发青，早晨起来脚肿得连鞋子都穿不上。痛经很严重，腹部发凉。经常腿痛，膝盖、背部酸痛。手心经常冒冷汗，汗消了反而更冷。身体不能产热，只能让脂肪层变得更厚。	肾上腺和甲状腺的功能减退导致身体不能自动产热。多泡些人参茶、红茶、生姜茶来喝，喝的时候不要加糖。也可以吃些加了辣椒、蒜、葱等的微辣食物。	这种体质一定要在有阳光的时间里做运动。多做些日光浴和野外运动来补充阳气。最好不要在冷水里游泳。

春天是减肥的最好时节

度过了漫长的冬天，终于迎来了翘首以盼的立春。春天明媚的阳光照耀着大地，万物复苏，一片生机盎然。冬天动物要自我保温，所以从秋天到冬天这段时间，动物的皮下脂肪会变厚，体重也会自然地增加。想要减肥，也要过好秋天和冬天。年末加上送年会、圣诞节、新年连休，吃大餐的次数非常多，所以就算少吃也没有用，想去运动，天气又冷……体重秤一定是坏了，连看的勇气都没有。

腰上长出了可怕的游泳圈，出去买衣服，很多人都会被升级了的尺寸吓一跳。不要失望，我们从头开始吧。

过了立春，白天越来越长，阳气也越来越充足，所以湿冷体质的人新陈代谢也会加快，减起肥来很容易。在冬天能量以脂肪的形式存储，不容易减肥。最好是在春天到秋天这段时间利用自然的力量来减肥，既省力气，效果还明显，就像海鸥乘风飞翔一样。

春天的野菜补阳气，助减肥

春天都有哪些野菜呢？细的，带绒毛的，尖的，微苦的，总之种类繁多。这些野菜破土而出，阳气十足，不管哪一种去市场每样买一把吧。它们饱含着春天的气息和精华，是能够唤醒和舒活身体的药草。下面介绍一下春野菜的简单做法，就算你不擅长做家务，不会做饭也不要紧。不需要烦琐的工序，用最简单的料理方法就能把春野菜的美味呈现出来。

准备一些海带、小银鱼、大酱来做汤底，然后再准备3种以上的春野菜和蔬菜。剔除野菜里的杂草，把葱黄、荠菜、山蒜、水芹菜、艾草、苦菜等春野菜放进汤底，再加上干香菇、牛皮菜、苏子叶、白菜、香菜、菠菜、油菜、黄豆芽、绿豆芽、圆白菜、海带、豆腐等一起煮，煮熟之后，用酱油、醋、芝麻酱调汁，蘸着吃，我给它取了个名字叫"野菜火锅"。

钟爱水果的女性比想象中的要多，可是吃水果并不能减肥，所以换蔬菜试试吧。把西红柿、萝卜、胡萝卜、红薯、白菜帮、芜菁当成水果来吃，有助于减肥，同时对治疗因节食而产生的便秘有很好的效果。

湿冷体质的人甲状腺功能弱，体寒，可以买一些人参的根须，加点儿生姜，煎煮服用。相反，如果是怕热体质，不要喝那些饮料，煮一些浓的大麦茶当水喝，不仅能给身体降温，还能解渴，也可以降低食欲。

吃的方法也很重要

有时候，我们在大脑中计算着一天的食量，决心从早晨开始一顿只吃一点儿，可是饿了一整天，到了晚上却坚持不住了，吃的比平常晚饭吃的还多，这样体重不但没减下去，反而升了，最后干脆放弃减肥。

身体和大脑不能接受这种吃法。身体的饥饿感骗不过大脑。只有满足了身体的需要，让嘴和大脑感到愉悦，才能减肥成功。绝食其实是让新陈代谢进入省电模式。节约能量，身体不能燃烧脂肪产热，体重反而会反弹。

吃饭的时候只吃几口米饭，过了一会儿又去吃水果，然后在自动贩卖机又买了杯咖啡，又吃块糖，可还是饿，解决不了空腹感，最后吃了块蛋糕才满足。千万不要这么吃，有人说吃了再运动不就行了吗？女性因为激素的关系，很难燃烧掉蛋糕里的卡路里。还是先把食量减半吧。

最重要的三餐一定要好好吃。吃饭以外的时间里杜绝零食，多喝水或茶，要制造出燃烧脂肪的时间。"那么是让我把好吃的零食和水果全部戒掉吗？那活着还有什么意思呢？呜呜。"不要担心。

如果想吃零食，可以和主食放在一起，慢慢来享用。吃一些不长胖的天然食物，肚子饱了就不会再想吃零食了，这就是减肥的秘诀。

减肥时应该注意的事情

你们对记账簿、育儿日记、菜单都很用心吧。会写对自己更重要的做爱日记、减肥日记吗？一直都得不到称赞，只受到刻薄吗？停止折磨自己的自杀恐吓，不要取笑自己的希望和绝望的经历，努力夯实基础。

不要担心会失败，与其花费时间去担心，不如把这些时间用来称赞自己的身体。比起别人的无视，自我贬低更加可怕。不要因为减不下来就着急上火，请相信自己的身体。与其发牢骚，不如照顾好自己的身体。一点儿一点儿地形成习惯，最终的结果是惊人的。要经常对自己的身体说"我爱你"。

想吃的和应该吃的是不同的。不要断断续续地吃，紧张地工作，漫无目的地玩儿，稀里糊涂地休息。要认真吃好三餐，尽情地运动、工作，痛痛快快地玩儿，好好地休息。快乐至上，打破世俗，照顾好身体，这样会越来越健康。

要知道自己有多么美丽，请爱自己吧。请读一下我倾注心血写的减肥日记《救赎身体的减肥旅行》吧。在我的网站上也有详细的说明，强烈推荐大家学习一下。

第3章

更年期的时候别大意

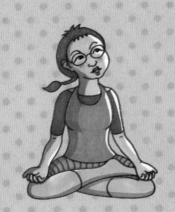

对更年期的各种错误认识

凡事都归咎于绝经吗

年过50的女人只要聚到一起，就会围绕着年龄问题诉说自己对痴呆症的担忧，相互宽慰；或者谈论同学的近况，茫然地笑着；或者说自己又干了什么蠢事，比如出门的时候错把遥控器当成手机装进包里……诸如此类。很多女性绝经后脸色暗黄，觉也睡不好，直冒冷汗，身体总是冷热交替，易发火，动不动就难过。有人甚至会为自己在超市买了东西之后，因没有力气提回家而伤心流泪。

这一切都要归咎于绝经吗？因为体内不再分泌雌激素的原因？女性的存在价值是由那一丁点儿的雌激素和每月流淌的经血来决定的吗？真是荒谬。开10年车试试，撞车，剐蹭，出故障，理所当然都要去工厂维修。身体被我们任意使唤了50年，现在轮到我们来照顾它、挽救它了。不需要垂头丧气，给我们的身体加点儿润滑油，充充电吧。

电视台邀请我去上电视节目。从节目开始我就一直在说服节目组把"废经"一词改成"绝经"。绝经本来就是个很自然的生理过程，竟然用极具消极情绪的"废经"来表达，这无疑是在女性的伤口上撒盐。终于在节目的最后一天，节目组改用了"绝经"一词。

"废经"的"废"字就像我们把没用的物品称为废品一样，带有贬义。夏天茂盛的树叶过不了酷寒的严冬，秋天树叶飘落为了冬天能好好地休息，中年女性的身体也像树木一样需要好好休养生息。经过30多年的月经，身体已经疲惫不堪了。绝经之后就不再流血，让身体好好休养，这正是自然法则。绝经后好好和自己谈场恋爱吧。

绝经是身体的智慧

不只卵巢可以分泌激素，脂肪细胞和肾上腺也可以分泌。参考第2章的卵巢篇。回忆一下，身体的力量，感谢它。

绝经后，女性之所以还能生活数十年以上，得益于丰满的乳房、臀部和身体脂肪，所以不要再责骂脂肪。有人认为女人上了年纪就一无是处。事实上，我们比自己想象中的更加坚韧、更加有智慧。要积蓄好力量，勇于改变现状。

从中年到老年是一个沉淀累积的过程。50年的岁月所积淀出的智慧、宽广、圆满、包容力都是我们的财富。即使扫一眼，就能洞穿这个世界，这种洞察力是绝经赠予我们的礼物。真正夺走我们勇气的是来自社会的偏见和我们内心的恐惧。社会以男女、地区保护主义、残疾人等这些差异作为差别待遇的借口，这种差别待遇甚至包括了年龄。年龄不是罪过，请相信成熟的力量。用"在活着的日子里"代替"直到死亡的一天"来描述你绝经后的生活吧。

已经绝经，为什么还没死去

人类作为智商最高的灵长类动物世代繁衍。让我们来揭开绝经所蕴含的意义。大猩猩和黑猩猩没有绝经这一说，绝经就意味着死亡。女性一生会有35年左右的时间来月经，绝经后还会活数十年。你一定很好奇为什么要提早结束生小孩的功能吧？

给孙珠：

我是和你们的妈妈一起抚养你们长大的奶奶。你妈妈还很年轻的时候就生下了你，刚出生的你脑袋大大的，肩膀宽宽的，脸蛋也胖胖的，你妈妈生你的时候可遭罪了。但是奶奶经验很丰富，生育还很顺利。

动物们的小崽子出生没几天就能又蹦又跳地玩耍，你和它们不一样，需要长时间的养育。头两年你要吃妈妈的乳汁，蹒跚学步，等你慢慢懂事了，你妈妈接着生下你弟弟，还要给他喂奶。如果没有我照看你们，你们

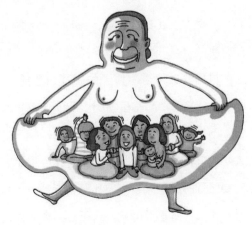

很容易发生危险，生病了都没人管。

　　奶奶和妈妈一起努力把你们养大。什么时候哪个森林里的树上的果实成熟了，地下果实可以吃了，毒草长什么模样，猎物的皮毛怎么收拾……这些奶奶都了如指掌。如果好奇就来问奶奶。祖先的来历、村里的人们、家人的故事……这些奶奶也是从我奶奶那里听来的。还记得你因肚子疼大哭的时候，奶奶给你吃的那草的名字吗？即使我不在了，也要自己找来吃。我的心肝宝贝们，好好睡觉吧。

奶奶

　　从进化论的角度来看，如果女性一生不停地排卵，哪有时间来教育子女？这对已经出生的子女和刚刚出生的婴儿的养育与生存都非常不利，危险性也很高。所以身体就干脆绝经，绝经后可以照看子孙的孩子，这对种族的进化是非常有利的。

　　奶奶是给人类带来高智慧的功臣。养育一个孩子需要大约20万卡路里的母乳，奶奶还会为孩子准备吃的和穿的，让他们睡得舒服，给孩子暖暖的爱和无微不至的保护。在奶奶的怀抱里，毫无自我保护能力的孩子慢慢长大，智力发展日渐成熟，人类文明才能持续发展。奶奶是名医，是问题的解决者，是万事通，也是历史学家。

　　根据珍·古道尔博士的观察，黑猩猩非常喜欢吃肉类，可它们每天吃的98%的食物都是植物类。我们的祖先也主要吃素，看到肉他们只是看看？不是只有力气大的人才吃肉，动物的世界也是一样。以前，平常一家人吃的口粮都是奶奶找来的。进化心理学家的研究结果表明，奶奶特别是外婆照看的孩子死亡率要比其他人照看的低50%左右。即使绝经之后，不是不死去，而是不能死。这正是人类的福祉。

绝经后去实现自己的梦想吧

韩国女性的平均寿命超过80岁。绝经之后的30年，是要活得多姿多彩，还是平淡无奇，这就看你自己的选择了。在澡堂洗澡的时候，坐在旁边的一位奶奶讲了一席话，让我为之一振。

"如果我知道自己能活到80岁，我在60岁的时候就去考驾照了。那时别人劝我都这个年纪了，学驾驶很危险。真后悔那时候没去考。如果考了驾照，就可以开着卡车做生意了，那该多好啊。"

这位奶奶是公认的女中豪杰，但却十分懊恼曾经因为周围人的眼色以及对老化的恐惧让自己失去了一个很棒的机会。还有一位78岁高龄的奶奶因为膝盖疼经常过来针灸，她说的话至今让我记忆犹新。

"50岁的时候老公去世就剩我一个人，女儿结婚后和女儿一起住，60岁的时候，女儿让我再找个老伴。我以为她是嫌我累赘，想要把我送走，就和她大吵了一架。如果早知道我能活这么长时间，就装着认输了。现在每天只能望着窗外度日，有小区的老太太经过，就想要不要请她过来喝口茶呢。怕别人想歪了，只能在心里想想，并没有真的开口相约。"

年纪大了也要活得潇洒，为什么拿老伴儿说事呢？深究一下，这还得归咎于男女差别待遇。如果是一位丧偶的爷爷，不论是他再娶妻或是谈恋爱，家人都会支持和鼓励的。但是奶奶就不行，人们认为她们应该守节，真是两种截然不同的待遇。这就是所谓的老人纯洁主义。如果在意"别老了还不正经"那样的话，那你就只能守着坟墓过。

绝经后在人生的荷塘里能钓上什么来，不是取决于神灵，而取决于我们的意志。

"姐姐，你的梦想是什么？"韩飞野问道。在别人看来到了这个年纪人生就算活到头了，她很与众不同，竟然还会问梦想。她把世界当成自己的里屋、对门，周游各地，写书，7年换一次工作。她有着具体的梦想和人生规划，她就是联合国中央紧急应对基金咨询委员——韩飞野。用她妹妹英熙的话说，她就是绽放美丽人生的疯女子。

"还好，我知道会有人问我这样的问题，我也曾思考过。走遍我们国家的各个角落，谈一场恋爱然后消失得无影无踪，用海带汤招待患者……"

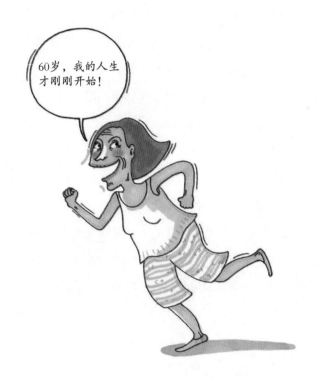

远离骨质疏松症

骨骼中的钙需要储备

人体内有206块骨头。如果加大抻拉肌肉的力量，骨骼的负担也会加重。受到刺激的骨芽细胞会长成骨骼，再经过破骨细胞的打磨，骨骼内充满了胶原蛋白等胶原质，上面附着钙、磷、钠、碳酸盐、镁等微量元素。

钙和磷是最重要的矿物质，人体每天各需要约700毫克。人体内所含的钙大部分都在骨骼内，一般为1千克。血液中流淌的钙不足1克。如果缺钙，神经传达和血液凝固就会出现困难；如果钙过剩，就会导致肾结石，严重的话会导致尿毒症。甲状腺和副甲状腺会分泌调节血液钙浓度的激素。如果想要胃肠吸收钙，就要多晒太阳产生钙，还需要补充维生素D。

上了年纪，骨密度下降，骨骼内会出现小孔，形成骨质疏松。全身的骨骼，特别是肩胛骨、肘关节、手腕、膝盖、腰等会酸痛，面部会因为疼痛而收缩。节食或患有厌食症等饮食障碍、甲状腺机能亢进、无月经、肾功能不全的人，长期服用类固醇药物的患者，以及体型消瘦的人发生骨质疏松的概率较高。

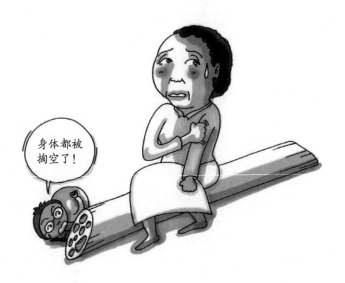

从年轻的时候开始就要使骨骼中储备充盈的钙，这样年纪大了，身体才会硬朗。感冒发烧，一连几天动也不动地躺着，肌肉就会松弛，骨骼也会变轻。身体太瘦，上了年纪就容易患上骨质疏松症。身体丰满，上了年纪身体也会结实硬朗。

传统饮食是最好的

在牛奶消费量很大的美国也多发骨质疏松症。这是因为乳制品中所含磷的比例较高，钙的利用率较低的缘故。而生菜、萝卜干、野菜类的钙利用率比乳制品高数十倍。大象、马、牛、长颈鹿等食草动物不吃肉也长寿，骨骼也很结实，为什么？这是因为这些动物能很好地利用干草和果实里的钙。

如果吃太多糖，会导致血液酸化，钙元素就会很容易被溶解。减少饮料和糖类的摄入，节约利用钙元素吧。大豆、酱类、野菜的摄入量，我们比西方人多得多。美国国立卫生研究院曾提出治疗骨质疏松症的五大必需条件：

1. 做能够刺激骨骼的运动或劳动。

2. 每天晒两个小时左右的太阳。

3. 每天吃一顿富含天然激素、钙和蛋白质的大豆。

4. 吃些含有钙和镁的萝卜、苏子叶、沙参等食物。

5. 少喝咖啡、可乐、红茶，饮食以清淡为主。

怎么可能？这些必需条件正是我们的传统菜谱，难道是美国的研究员悄悄地来韩国留学研究了我们的饮食？李圭学博士又加上了萝卜干和野芝麻。因为萝卜干的钙含量是牛奶的5~10倍，野芝麻的植物纤维有调节雌激素的作用。现在连食物都是大国尊崇主义，东西都是别人的好，不知道宝贝都在自己家。大象那种体型竟然不骨折，秘密就在青草和果实里！

多吃鸡爪、明太鱼可以预防骨质疏松

济州岛的海女（韩国的一种职业，指从事潜水捕捞的女性渔民）们骨骼很硬朗，根本不会患上骨质疏松。这是因为她们的心肺功能很好，游泳让她们的大腿肌肉变得很结实，一生不停地运动让她们拥有超凡的体力，决定性的是她们经常吃富有天然钙元素的牡蛎、贝类、鲍鱼、海带、鹿尾菜等。

那么陆地上的人要怎么办呢？虽然像凤尾鱼、银鱼这些连骨头都能吃的海鲜钙质也挺丰富的，但是它们太咸不能多吃。人们在做凤尾鱼、银鱼时往往会加入酱油、砂糖、麦芽糖，而糖能溶解钙质。可以把小银鱼放在平底煎锅中炒一炒，撒在米饭上，这样吃就不会破坏里面的钙质。

那小小的银鱼哟，太小了，要吃到什么时候才能补充我们身体所需要的钙质啊？别担心，还有鸡爪、明太鱼、泥鳅汤。姐姐很担心自己会得骨质疏松症，我就劝她多吃点儿鸡爪，但是她觉得鸡爪看起来很恶心，连摸都不想摸。但是没办法，她只能鼓起勇气，吃的时候还戴上了黑色墨镜。

处理好的鸡爪，在桶中放入烧酒和生姜放在火上蒸就可以去除异味。然后再用大火煮一次，捞出鸡爪，用手搓，剔出烂乎乎、软软的肉，把骨头去掉，把肉再次放入桶中煮。冷却一晚上，上面会凝结一层很厚的油。不要心疼，把这层油撇出，剩下的汤水进行冷藏。吃的时候只需放上葱，就可以做成鸡汤吃，也可以把它加进海带汤或是泡菜汤里。

明太鱼要买那种有鱼骨的整只干明太鱼。单纯喝骨头汤容易长胖，把明太鱼和骨头一起炖，效果会更好。做法和上面一样。

在鹿尾菜和海藻中加入豆腐，然后用盐、香油、酱油调味，会香味扑鼻，让人食欲大开。被称为海中牛奶的牡蛎中钙的含量也很高。写到这儿突然想吃那香喷喷的牡蛎饼，再配上米酒滋味更好。

多次人工流产的女性子宫和骨盆弱化很快。如果经常觉得骶骨和腰酸痛，骨质疏松也很容易提早前来报到，所以更要好好调理身体。

要保证一天喝一杯豆浆，或是吃半块豆腐，或是一盘豆芽。还要经常晒晒太阳，做做运动，听听音乐，保持心情愉快。辛苦了大半辈子——抚养孩子、为生计奔波、家中大小事让我们忙得团团转，所以绝经后是尽情享受和自己恋爱的最好机会。去做你自己想做的吧。

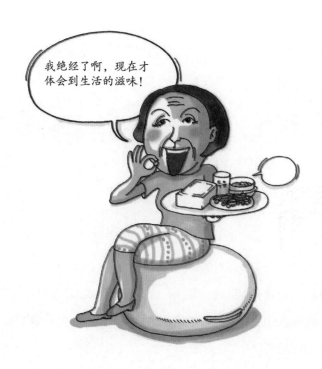

绝经后要不要吃激素剂

真的是姐妹吗

韩医院来了两位60多岁的姐妹。长相和体格都不一样，看起来不像姐妹。妹妹脸上稍微有些细纹，有点儿瘦，身形很普通，但是很健康。问题是姐姐，姐姐在50多岁的时候绝经，绝经之后面部的发热感加重，所以吃了近10年的雌激素。

姐姐比妹妹胖很多，脸像圆月一般，胸部也很丰满，同时还有气喘的毛病，腰、腿全身上下没有一处不痛的。面部潮红，但是她说即使吃激素剂，也非常怕热。为什么会这样？

50岁月经结束后，疼痛就会随之而来吗？这不是绝经的错，而是因为以前身体就虚弱，是各种病痛日积月累的结果。因为自身是上热下冷体质，所以面部潮红和气喘的症状就会更加严重。姐姐以为只吃激素就能治好，就这样吃了10年。姐姐的症状比较复杂，但是如果当时针对上热、骨关节弱化、心脏问题逐一治疗的话，身体状况就不会像现在这样了。

仔细询问才知道，姐姐经常把酸梅、葡萄、米酒、猕猴桃、香蕉当成零食来吃，连红参也煎来喝。吃了这么多高热量的食物，不胖才怪。就算广告上说对身体如何好，也要弄明白这是什么东西，适不适合自己。偏方和保健品如果不适合自身体质，就会适得其反。

面部潮红，需要降心火，所以姐姐的火气要用清心泻火的药来治疗。逍遥散是以柴胡、升麻、紫苏、竹茹等为原料制成的，可以清热去火（祛上热体质的热可参考乳房篇）。

雌激素和乳腺癌的相互关系

现在人们把激素剂吹嘘得像包治百病的药一样，是从富裕的江南地区流行起来的。很多女性认为绝经后女子的人生就完了，就像花枯萎一样，所以很担心。她们相信吃激素剂会变年轻。但是最近又担心患上乳腺癌，所以每隔半年做一次造影检查。

如果很不幸发现患了乳腺癌，进行了手术，手术后就要吃大约5年的阻止激素分泌的药物。所以不要乱吃激素剂，即使不年轻，也总比患上癌症要好得多。可能有人会说早发现不就行了吗？乳房本来就有很多凹凸不平的脂肪组织和分泌腺，只有长成像豆粒大小才能被发现，再小就很难发现了。癌块如果为1克，癌细胞就会有10亿个。

在我们国家女性所患癌症最多的就是乳腺癌和甲状腺癌，和多食牛奶、面包、肉类、黄油的西方女性所患癌症最多的类型一样。有报道说甲状腺癌发生率急剧增长可能是因为雌激素，雌激素会刺激非正常的细胞，可能把它们培养成恶性细胞。不久前还宣扬是包治百病的药，说一定要吃，现在又说是什么激素的问题，真是的。

激素剂是吃还是不吃

经常有患者会问："医生，激素剂一定要吃吗？"

大部分的面部发烫、潮红，依临床经验看，都是因自身是上热体质。这种体质的人一般乳房大、脖子粗、脸易肿，所以这种体质的人先不要吃为好。

但是如果早早地切除了子宫和卵巢，或提早5年以上绝经，再或者面部和胸部消瘦，红潮还很严重，可以和专家商量，短时间少量服用。

很久前我们同学聚会，我和一个是制药公司委员的朋友聊起来。

"吃激素剂即使不会让弱化的骨骼变结实，但如果能够稍微遏制钙流失，不是也对骨质疏松的治疗有效果吗？"

"激素剂起初是为了预防心脏病而开发的，而不是为了防止骨质疏松。"朋友回答我。啊哈，原来是这样。

2002年，路透社报道了美国国立卫生院发表的报告。美国国立卫生院心肺血液研究所以16608名50～79岁的女性为对象，进行了持续5年的临床研究。研究结果表明，为了治疗骨质疏松、性欲减退等症状，同时服用雌激素和黄体酮的这种激素疗法会诱发乳腺癌与血栓的发生，脑卒中的危险也会大大提高。因此美国国立卫生院原定为期8年关于激素疗法的大规模临床试验决定提前3年中断，给实验对象发出了不要再服用激素剂的书信。

研究还表明接受复合激素疗法的治疗之后，身体状况、疲劳、心情、记忆力等整个生活质量和治疗前没有什么差异，只是面部潮红和睡眠障碍有所改善。

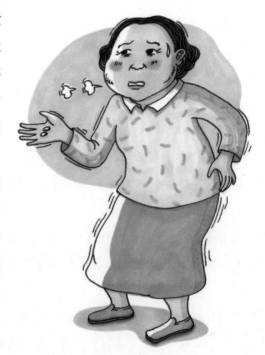

这是21世纪关于女性健康的最大事件。因为那个时期只有在美国激素作为治疗乳房肿痛、不定出血、月经不调、面部潮红、骨质疏松症的药物，给1000万名以上的女性服用。甚至流传激素能够预防女性的痴呆、抑郁症、心脏病、脑血管疾病等。

美国国立卫生院发表报告6个月之后，美国食品药品监督管理局（FDA)发表了这样的警告文件："被用于激素疗法的雌激素和黄体酮会引发以心肌梗死为主的心脏病、脑卒中、乳腺癌、肺塞栓、静脉血栓等疾病。"FDA指示必须义务张贴宣传，而且建议最好在最短时间内服用最少量，并从那以后逐渐减少用量。

即使这样，女性的健康问题在某种层面上仍被疏忽。子宫肌瘤、体重超标、乳房肿块、甲状腺等都会受激素的影响，所以最好谨慎用药。

绝经后，要去沙漠

"绝经后，您想干什么？"

朴老师患有多发性子宫肌瘤，因有多个瘤，常被痛经、出血量过多折磨得痛苦不堪。丈夫是血气旺盛的运动员，从来不知疼痛为何物，很健康，夫妻生活也算频繁。朴老师担心如果切除子宫可能有碍夫妻关系，所以最后没有做。

还有几年就绝经了，所以朴老师决定坚持一下。月经结束后，雌激素的刺激减少，大部分的肿瘤就不再生长或逐渐缩小。如果是肿瘤和月经过多的情况，不用手术，快些绝经，即使不切除子宫，也会有病情好转的一天。

很久以前，朴老师子宫内膜异位症引发了假绝经，那时候她非常痛苦，激素不分泌，骨头也痛，所以开始用韩药调理。为了遏制子宫肌瘤生长，骨骼不再弱化，首先要止血。说起来容易，但这就像两人三脚比赛一样，团队配合是很重要的。

"没有生理期，我要去沙漠。"

要去沙漠旅行，有人要在背包里准备6个月的卫生巾。而绝经后就没有了负担，可以轻装上阵。作为身体的主人，朴老师用坚强的意志坚持了8年，终于绝经，向沙漠进发。

脸发热，呼叫洒水车

我曾针对现在女性关心的问题，比如更年期、绝经、痴呆等进行过全国巡讲。在关于更年期的演讲中，大部分听众都是三四十岁如花的女性。她们现在还没有面临这个问题，是要提前学习吗？我们之所以要提前学习，对更年期的恐惧感是最大的原因。其实绝经只是身体的自然现象，不是疾病，所以不要害怕。

很多人在更年期会面部潮红，这是因上下循环不畅出现的典型症状。有些人心理上很容易受到创伤，自己的愤怒和抑郁没有很好地解决，很在乎别人对自己的看法，为人处世非常谨慎，这类人非常容易面部发烫。如果业绩不好、感情不顺、受到羞辱，症状可能更严重。我要对这类人说要学会厚脸皮，别人都那么忙，不会在意你的。你的担心都是白担心。

像红参、辣椒、咖啡、酒、糖、烟这种红色的食品会在原本就潮红的脸上火上浇油，所以尽量不要吃。也有人说红参没有关系，但这都是商贩说的，红参是热性的事实毋庸置疑。

水产品和黑色的食物因为水气重，所以可以治疗火气。可以多吃黑豆、鲜牡蛎、明太鱼、凤尾鱼，随时饮用大麦茶、决明子茶。为了退热，可以经常步行。在湖边、江边、海边畅快地大汗淋漓吧！

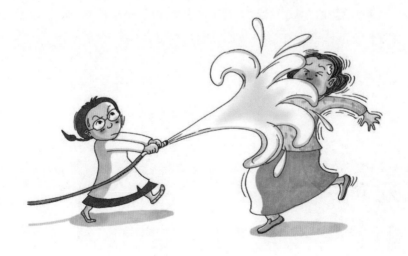

更年期的食谱

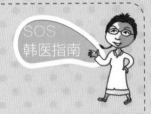

SOS
韩医指南

● 多吃含钙食物。干虾和银鱼脯含钙非常丰富。有"海中牛奶"之称的牡蛎和海螺钙含量也很大，而且也有很多制造骨骼中脂液的成分。把海鲜做得清淡些，放凉后会像牛奶一样凝固，能够被软骨和骨骼很好地吸收，把骨头和汤都吃掉，就成为很好的骨骼补药。明太鱼汤，知道吗？把整只明太鱼，头、皮、骨头一起炖，代替肉汤来食用也不错。

● 可以随时食用红豆、黑豆、豆乳、酱黄豆。香菇、口蘑、豆乳、野芝麻、松子、核桃、紫菜、莲子、藕、西瓜子、向日葵籽等也是比药更好的食物。还可以用茶代替碳酸饮料和米酒，藕茶、甘菊茶、莲子茶、酸枣仁茶、大枣茶、决明子茶等都是不错的饮品。

● 把做饭的方法教给缠着要饭吃的老头子，给自己留更多的时间。如果能够坚持运动、保持好睡眠，就能很好地合成激素和蛋白质来补充元气。

控血压有助于预防老年痴呆症

脑卒中是假装偶然而至的不速之客

我从庆熙大学韩医学科毕业之后，在大邱开始了实习生活。坐救护车去救护应急患者是新进韩医师的职责。

有一天，酒店打来了急救电话。我们急忙赶到酒店房间，房间里充满了烟雾，一位老奶奶晕倒了。据说这位社长奶奶经常在内室的里屋里和朋友打牌。因为是冬天，就关着门，还一个劲儿地抽烟。她那天手气非常好，牌很顺，几个小时坐着一动不动，白天吃的炸酱面和糖醋里脊没有消化，由于积食，所以突发脑卒中晕倒了。

这位白手起家、把旅馆经营成了酒店的女社长，经常坐着，只看柜台，这已成为一种习惯，操心劳力，以至于成为高血压患者。当然也吃药，但是正如所看到的，她不做运动，只是待在房间里打牌、抽烟、再加上吃了不好消化的食物，许多情况结合在一起，最终导致了中风的结果。

如果那一天是温暖的初春，血压就不会升得那么高；如果偶尔打开窗，换一下气；如果能戒烟，血管健康；如果中午没吃炸酱面和糖醋里脊，而是换做大酱汤、萝卜泡菜；如果不是几天便秘，腹压升高，而是每天早晨痛快地大便；如果不是打牌，而是跳舞，那么情况就会截然不同。很遗憾，她连一句遗言都没有留下，在重症监护室治疗了几天就去世了。

高血压易引发脑血管疾病

我成为一名韩医师，养家糊口，最想念的就是外婆。外婆一到晚上就去隔壁家，招呼社区里其他的奶奶们，是当时麻浦观光界有名的"头目"。外婆剪开我的练习本，用线穿起来做成小册子，在铅笔上吐点儿唾沫，写着她的旅行日记："如果还活着，就能让外孙女带着尽情地观光了……"

可是，一天凌晨外婆在草屋的卫生间里晕倒了。脑卒中是脑血管破裂或堵塞的症状，多发生于天气寒冷的凌晨、早上。一起床，受到凉风，血管会用力收缩。去上厕所，一用力，腹压上升，血压升高，会发生脑血管的破裂。

虽然说脑血管疾病还能救回性命，但是可能会有半身不遂、语言障碍甚至植物人等严重的后遗症，所以是很可怕的疾病。要依赖他人的帮助才能正常生活，这样就很难保持人的尊严和品位。

一般来说血压超过140/100mmHg就归为高血压。高血压患者患脑卒中的概率是普通人的4～5倍。舒张压只要降低10mmHg就能预防一半以上的中风，患上心脏麻痹和肾功能障碍的风险也会大为降低。

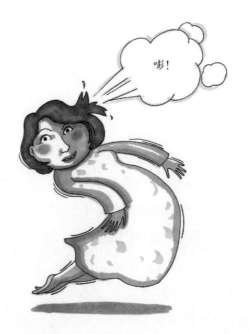

　　特别是女性，如果肾脏的血液循环变弱，就可能使体内的水分和盐分停滞，得脑卒中的可能性会比男性高8倍左右。这就是说女性的身体更容易浮肿。高血压会使心脏变肥大，弹性也会随之降低。

　　经常会听见患者提这样的问题：

　　"经常脖子很硬，后脑勺紧绷着疼，面部也很奇怪。手脚发烫，有时候也发麻。难道这样不是脑卒中吗？担心是脑卒中，很害怕。"

　　"不要害怕。这可能是脑发出的脑神经出现了问题的信号，也可能是脖颈肌肉自身疲劳的原因。最重要的是要保持血管健康和血压正常。"

降血压作战计划

头晕，后脑勺紧绷着疼，脖颈很硬，双手麻木，身体正常的人也常常出现这些症状。但是高血压几乎没有什么症状，也没有痛症，所以很容易被忽视。

事实上，如果血压升高，血管破裂，会怎么样呢？如果鼻血管破裂，鼻血会大量外流。腿血管破裂，就会形成暗青色的瘀血，如果又渐渐淡化，就停止了。问题是脑血管破裂就会形成脑卒中，运气好的话，有轻微的麻痹，也可以痊愈，但是会有很多后遗症，如半身不遂，语言障碍，精神上、身体上没力气，从而引起身体的衰退。

血压白天升高，夜里会下降。再有，冬天高，夏天会降低。因考试、工作等精神紧张或者压力过大，就会使交感神经兴奋，血压就会上升。特别是愤怒的时候，血管内壁会受到创伤，心跳也会加快，血压会急速上升。如果这样的现象反复出现，自己就会在不知不觉中成为一名高血压患者。

找到适合自己的压力舒缓法，开始实施"降压大作战"。如果从40～50岁开始服用降压药，那么就要持续服用30年以上。所以为了拥有一个健康的身体，不再服用降压药或者是少吃点儿药，从现在开始行动吧。

减轻一点儿体重，危险就会降低；戒掉烟，血管就会变宽。这些虽然是微小的行动，但日积月累，血管就会变干净。为健康做出的任何微小的努力都不会白费。

身体调理好了，血压才会降低

"妈妈吃了5个月的降压药，现在血压正常了。只要开始吃降压药，就要一直持续吃，对吗？医生说现在要做的都做完了，以后用食物好好调理就行了。您也这样建议吗？"

"降压药是管理药。不是吃一两个月身体就能好的药。就像火山一样，是为了防止脑血管破裂而降低血压的调节药。因此，要减少对降压药的依赖，调理身体才是重要的。"

有位患者从40岁开始服用降压药，10年后，这样那样的降压药合起来，每次大约要吃8粒。后来，她不再喝以前每天都喝的饮料，步行减轻体重，就这样慢慢调理之后，减少到只吃2粒。不要想不吃药或是随意中断，要调理好身体，让血管变得健康，然后慢慢减少服用量。

心脏每天跳动10万次，把血液输送到全身10万千米的血管中。如果长胖，脂肪组织和血管也随之一起增长，所有的这些都要求心脏超负荷工作。

因为心脏的大小已经适应了原来的体重，体重增加会给心脏造成负荷，以至于心脏肌肉增厚，心脏精疲力竭。适当地减轻体重，升高的血压就会降下来，心脏也会更加健康。现在的生活质量比以前有很大提高，肉也是尽可能多吃了，反式脂肪酸、人造黄油形成了最糟糕的油垢。让我们吃些新鲜的蔬菜、水果和海鲜把血管清理干净吧！

如果血液循环顺畅，沉淀物就不会堆积。慢走，有意识地收小腹，放松呼吸，长时间步行，血压就会降低。所以步行可以降低血压，步行可以清洁血管。

降低血压的方法

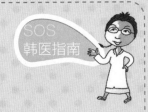

●血压升高，心脏也会疲劳。脊椎两侧的上方连接着肾脏和肾上腺。手向背后伸开，使劲儿揉搓腰部上方肋骨之间的部位。

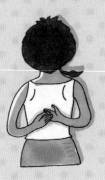 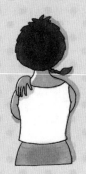

●通向大脑的血管经过前后颈部。可以经常转动、揉搓颈部，耸动肩膀。

●厚度适中、荞麦或大豆枕头会让头部舒服。

●碳酸饮料、米酒、果汁等有甜味的饮料能使血液变浑浊，在血管内形成沉淀物，所以尽量不要喝。桑叶茶、大麦茶、乌葛茶等饮品是很好的选择。

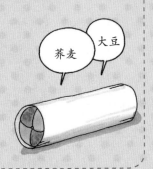

● 多喝些清汤，不要喝那些过咸的汤。细葱、芹菜、洋葱、黄豆芽、绿豆芽、萝卜、绿豆、南瓜、红豆、黄瓜、苹果等食物能去除体内的盐分，使血压降低。

● 脚部僵硬，头部就会憋闷。在热水中放入盐，做个足浴是很有效果的。

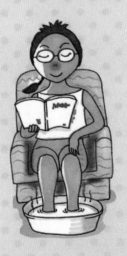

昂贵的化妆品并不意味着营养就丰富

使用化妆品之前先了解一下皮肤

贵的化妆品效果会更好吗？要想知道答案就要先了解皮肤组织。皮肤由20层的角质层组成，主要承担着保护身体和呼吸的作用，代谢周期为一个月。可以理解为一天有一层角质层脱落。表皮层不是具有吸收作用的入口，而是排出废物、呼出少量二氧化碳的出口。

真皮层能够合成和储存营养成分。这里的汗腺和皮脂腺能够分泌水分与油分，在毛囊中形成水分和油分的供给。水油平衡的皮肤才是好皮肤。

根据干湿性皮肤很用心地挑选化妆品，钱也花了不少，但是效果怎么样？不怎么样。好的化妆品也只能被只占总皮肤体积0.1%的表皮层微量吸收。即使用营养非常丰富的面霜，也不能到达真皮层，就算能到也没有效果。

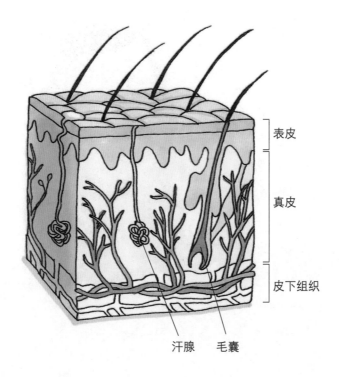

表皮

真皮

皮下组织

汗腺　毛囊

浮肿会导致皮肤看起来水润

　　我脸上像橘子皮一般的毛孔是因为在高中的时候用了当时很流行的某制药公司的软膏所致。我们那时候都是这样。广告里说只要用了皮肤就会变得光滑水润，说那是有魔法的药，是能够创造奇迹的药。但是了解后才知道全都是类固醇，涂上之后皮肤浮肿，给人以光滑水润的错觉。

　　女人们晚上洗漱后，都会精心涂上厚厚的晚霜，为了除皱和补充营养。早晨起床，皮肤不紧绷，光滑，好像有效果，就以为是化妆品的功劳。这都是错觉。涂上厚厚的一层，皮肤的毛孔和汗腺会变弱，不能发挥原有功能，难以调节水油平衡，时间久了皮肤就会失去生机。

化妆品中成分最多的就是水。其中酒精的蒸发作用让人感到凉爽，甘油的脂肪成分遏制水分的蒸发。在化妆品中，常使用像羊毛脂的动物性油脂和像石蜡的石油油脂作为油脂膜物质。为了水油很好地混合，会加入界面活性剂，其实就是洗涤剂的主要成分。为了做出漂亮

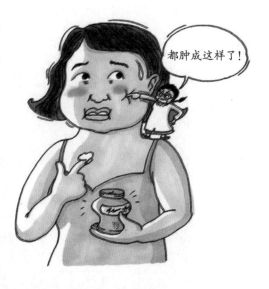

都肿成这样了！

的颜色，会添加焦油色素和有香味的香料，也会添加防腐剂和杀虫剂来防止化妆品变质与预防生虫。每天都涂抹这些成分，皮肤真的会好吗？

自己的手才是最好的化妆品

严重的皮肤问题一直困扰着高女士，湿疹性痤疮弄得脸上凹凸不平。问她化妆的方法，她很自信地说道：

"我只用有机农化妆品。"

问了一下，她晚上用的化妆品有护肤水、精华液、眼霜、乳液、营养面霜5种。早上加上紫外线隔离霜、粉底、散粉一共8种。现在20岁开始就要使用眼霜的这种市场战略已经渗入女孩们的内心。甚至连小朋友的化妆品也相继面市。

即使是有机农化妆品，涂上厚厚一层，也会使皮肤窒息，无法呼吸，

就像敷上一层保鲜膜。涂上这么一层化妆品睡觉，皮肤就能很好地吸收其中的营养吗？不是的！那么有没有什么东西能取而代之呢？双手就是灵丹妙药。涂上护肤水，轻轻拍打、按摩脸部，这样就会提高皮肤的水油调节能力。按摩可以不分时间、年龄、性别，任何人都可以做，而且没有任何副作用。

洗脸后只涂护肤水睡觉也是可以的。如果是干性皮肤，有紧绷感，可以涂点儿乳液，薄薄的一层就好，然后按摩面部，直到感觉微微发热。如果把双手放在脸上按摩，给皮肤解除疲劳，即使皮肤干燥，一夜之间也会分泌出天然油分。可以在房间里放个毛巾或大碗，在睡觉前喝一杯水。

因火气大而出现的痤疮，痒而痛，手就忍不住了。用指甲挤压，虽然感到很爽，但是会留下黑红的痘疤。指甲里藏满细菌，所以不要用指甲挤压和撕破痤疮。洗脸后，可以用蘸有消毒用酒精或过氧化氢的棉签轻轻按压。

怎样解决油性皮肤的问题

脸上分泌的油脂是为了保护皮肤自行分泌的物质，是最好的自产油脂、最天然的保湿营养剂。所以不要讨厌它。

如果青春期油脂分泌过剩，毛孔会变大，痤疮菌会趁机而入，就会发生炎症，很是头疼。幸运的是，过了20多岁大部分人油脂分泌会减少很多，但是如果过了青春期还继续长痘，就需要治疗了。

晚上把脸洗干净，涂上护肤水，用手按压，最好涂两次，然后入睡，这样早晨面部会稍微出点儿油。这是从毛囊中分泌的珍贵的油脂。要用肥皂把这些油脂洗干净吗？不是的，只用水擦擦就好了。

鼻子和T区易出油，细菌也多，所以这些部位稍微打点儿肥皂洗干净就可以了。上了年纪，嘴角最先产生皱纹，所以这个部位不要去除油分。洗完脸后用些护肤水，轻轻拍打让自己精神起来，再涂上乳液或营养面霜，这样基础护理就结束了。为了更好地上妆而使用的隔离霜或紫外线隔离霜完全是油性成分，很油腻，会阻断皮肤呼吸，还附着污染物质，所以最好不要使用，可以用帽子和阳伞代替紫外线隔离霜。

如果一整天都涂着油性粉底，那么脸上就像戴了个面具透不过气来。特别是皮肤有问题时，如发热、红肿、瘙痒，更要少涂干粉。如果想要遮住瑕疵而涂上厚厚的一层，皮肤状况就会越来越糟。

激素均衡了才不会长粉刺

郑小姐的外号是活火山。长满痘痘的脸上红红的，热热的，从高中开始一直持续了10年。这让她很伤心，压力很大。

"把人们说的对皮肤好的机能性化妆品和天然肥皂都用过了，简直一点儿效果都没有。"

"月经怎么样？比起抗生素皮肤药，您更需要激素均衡治疗。"

她回答说2～3个月来一次月经。对这个问题她回答得很简短，而关于痘痘的话题越聊越深。她把心思全都放在了痘痘上，对月经不调的问题毫不关心。如果雄激素过剩，相对的雌激素就会不足，就会出现排卵障碍，导致月经不调。

通过超音波可以看到她多囊性卵胞小得可怜，而皮肤上痘痘疯长。痘痘和月经是相同的病灶，所以我劝她要同时治疗才能改善月经不调和皮肤状况。无论谁都应该这样做的事情，她却经历了10年。

以前郑小姐把六七种化妆品叠加使用，"战痘"手法纯熟，白天为遮痘涂上厚厚一层，晚上使用营养面霜滋养。结果毛孔被堵塞，化脓，皮肤完全无法呼吸。后来她改用肥皂洗脸，把脸洗干净后涂上护肤水，轻轻拍打就结束了。现在她月经正常，人也更时尚、美丽。

拓宽皮肤面积的自信

皮肤是从外部保护自己的全身保护膜，面积为2平方米左右，是大面积的组织。在众多部位中，为什么只有面部才发红、长痤疮呢？如果是因为炎症，那么不是应该均匀地发生吗？如果只是因为饮食问题，那么不应该像过敏、荨麻疹一样全身发疹、痛痒吗？虽然饮食能给予营养，但这不是真正的问题所在。

面部是自身区别于他人的最全方位的外部介质。如果特别关注某个人，紧张性神经就会启动，就会把血液集中到面部。如果保持心情畅快，激活松弛性神经，转变为从容性格，痤疮就会有很大改善。

把皮肤更大面积展开是作为扩张者的自信。皮肤和大脑是同期的组织，是比心脏和肝脏更大、更有力的武器。要找出导致面部问题的心理性原因。那就是免疫过剩！这类人往往是庸人自扰，其实不要太在意别人，不要胆怯，不要过分地投入感情，要从容地做自己。

以前的男友曾这样对我说："像以前的韩国电影似的，脸上在下雨。"他说的是我脸上的雀斑和一见阳光就能看见的斑点。我的反应？当然我是对这种话毫不在意的厚脸皮，就和那个男人彻彻底底地分手了。

所以不要胆怯，不要在意几个痘痘。拜托，也不要把钱打水漂。如果自己不在意，它们会自动消失的。

既好吃又有益于皮肤的天然面膜

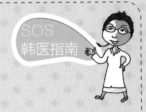

SOS
韩医指南

● 水果面膜

不要把水果皮扔掉，用它们擦拭皮肤。把普通橘子揉碎，兑点水擦脸也是很好的。我也从一位患者那里学到了一个秘方，用柿子皮按摩面部，去角质最好！

● 豆腐面膜

对面部发热的人，推荐用土豆面膜、豆腐面膜。我嫌在板上切土豆麻烦，所以就喜欢做豆腐面膜。把豆腐在水中煮一遍，去掉盐分，放凉，然后切薄片敷在脸上。敷面膜时如果饿了，也可以吃。

● 米酒面膜

在米酒底部沉淀的东西中加入面粉、蜂蜜，做成面膜敷脸，因为含有丰富的有机酸，效果很好。只有做过的人才了解。

易怒导致脱发

再贵的洗发水也阻止不了脱发

崔女士过了40岁，突然开始大把大把地掉头发，整天哭丧着脸。

"去皮肤科咨询了一下，医生建议我使用国外洗发水，用了3个月，每天都洗头，但是没有任何效果。接着又涂了三四个月的生发剂，也没有用，所以百般无奈去了大学医院。医生拔了一根头发看了看，说我的头发是脂溢性的，如果感到痒，就让我吃一粒药丸。但是每天都吃一粒，头发还是一直掉，就成了现在这个样子了。"

用手摸了一下，她的头发像小孩的一样细软无力。发量很少，头发薄薄地覆盖在头顶上，因头皮瘙痒时常挠头，头上别着一枚发卡。

"从什么时候开始掉头发的？那时候有没有压力很大呢？"

"我原来就神经敏感，睡不好觉，经常感到疲劳，手脚发热。现在脸会一下子发红，出汗。我觉得非常不安，快疯掉了。女生也有秃头的吗？"

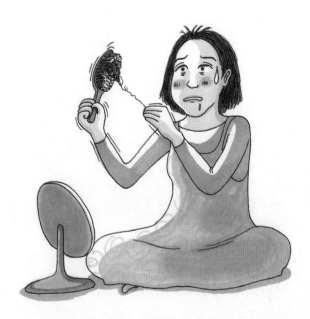

"因为受到雄激素的影响，男性秃头的更多一些。如果焦虑不安或是有压力的话，对头发更加不好。从现在开始，带着一颗平静的心，重新开始吧。长头发由于重力的关系会更容易脱落，所以先剪个短发，状况好转之后再留长就可以了。"

崔女士因为低血压会随时出现偏头痛和眩晕的症状，对毛囊的血液和氧供给不足。因为头皮的营养不足，所以即使涂了生发剂，细发长出，也不能维持，又会脱落。因此，就算用很贵的洗发水又有什么用呢？应该让头皮血液很好地循环，只做表面功夫是没有任何作用的。

脱发的原因

　　头发一天能掉100根左右。头皮的毛发口含有毛囊，经过几年的活动之后，毛囊进入了休止期，生发作用也进入了休眠期。步入中年以后，会有越来越多的毛囊停止生产，关闭了工厂的大门，所以头发数量会越来越少，最后秃顶。看看父母中年以后的照片，就能看到自己的模样。

　　女人生完孩子，容易出现严重的脱发。因为怀孕的艰辛、生育的劳累和供血不足以及激素的影响，可能会大量地脱发，但值得高兴的是，之后会重新生长出来，这大约需要100天的时间。

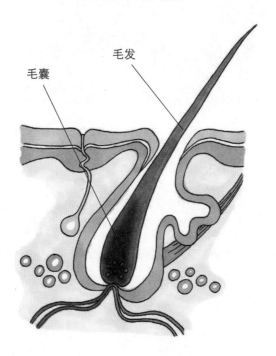

毛发

毛囊

　　树木如果根部的水分不足，就会干枯死掉。但是如果过度地浇水，湿度过大，根部就会腐烂。头发也是一样的道理，高温就会枯萎，或是如果在有碍生长的环境中就会脱落。甲状腺机能变弱，会导致激素不能正常分泌，或者肾上腺机能异常而引发内分泌障碍，这些都是造成脱发的原因。职场压力、考试焦虑、转学压力、被孤立、失恋、离婚、人际关系的矛盾、事业失败等，如果经历类似这些情绪极度起伏的情况，就会导致脱发或者斑秃症的发生。

油汗是很好的养分

毛发口被称为毛囊的口袋，位于皮肤底部的真皮层。这里分布着神经和血管，供给人体所需的营养。发根又叫作毛根，在这里产生的毛细胞以像牛角或山羊蹄一样的蛋白质为原料。毛发本来是活着的细胞，但是如果长到皮肤外，就会发生角质化，变僵硬。这样说来，毛发就是非常纤细柔软的角。

毛囊中分泌的皮脂油分可以滋养润泽头发，也给头发覆盖了一层防水膜，是天然的营养乳液。如果没有皮脂腺，头发就会分叉易断。

化妆品即使再好，也比不上自身体内生产的定制油分。抛弃有异味的偏见，溢出的油分不用管它，这样对头发有滋养效果。只有用钱买的洗发水是最好的，自己身体的油分就是多余的？这种观点真是岂有此理！

头发健康的秘诀

想要发根结实，就要做到以下几点：第一，保持身体健康，头皮的血液循环旺盛。流经头皮的血管从心脏中出来，经过脖子的外颈动脉。洗脸的时候，可以随时按摩一下。胸罩的钢圈会有碍血液循环，所以一定要去掉。如果颈部肌肉、肩膀紧张，血液就不能很好地到达头部。

第二，不要让头发受热，保持清爽。如果头发受热，就会脱落。能够制造虚热的咖啡、香烟、含糖的饮料、辛辣的食物都是要节制的对象。

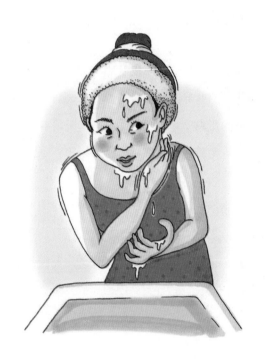

每次洗头都会掉一把头发

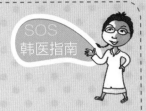

● 构成头发的原料是蛋白质。所以要多食用海鲜饼、海螺、鸡蛋清、银鱼脯、虾皮等蛋白质含量高的食物。

● 发芽的种子是很好的，可以多食用。像发芽的粳米、萝卜缨子、绿豆芽、黄豆芽、竹笋、山蒜、野菜、垂盆草、小萝卜、葱等。不要把它们做复杂了，在热水中稍稍焯一下食用也是不错的。

● 水汽旺盛的黑色的种子可以降温祛热。黑芝麻、黑豆是不错的选择，海带也是很好的！

● 如果洗发水大量去油，头发就会变得干燥脆弱。强烈推荐第一天用洗发水，第二天只用温水洗头。

● 要经常进行头皮按摩和梳头。形成习惯的话，就不用担心油汗了，皮脂腺会自由地调节，就会长出一头茂密的头发。

远离烟毒

吸烟的下场

　　妈妈从天桥上掉下来，被119急救车送进了医院。感冒还没好仍在住院的舅舅和妈妈在医院相遇了。一年以后，圣诞节前一天，舅舅在和肺癌抗争了8个月之后去世了。但是这些都不能告诉正在生病的妈妈。可能是有心灵感应，妈妈米水不进。舅舅发丧的当天，妈妈也被送到了重症监护室。

　　像电影《死亡笔记》里的情节一样，舅舅拒绝了维持生命的治疗，在普通病房里和家人度过了最后的时光。当呼吸越来越困难的时候，他自己拔掉了氧气管。家人的痛苦无法言喻，但是舅舅是幸福的。然而如果他可以把烟戒掉，他还可以享受更长时间的幸福……

　　在同一个病房里，还有一位30多岁的年轻的肺癌患者，病情复发，躺在床上。上了年纪的父母从乡下过来，照看着他，愁容满面。

妈妈，把烟戒掉行吗

有位叫顺乐质的烟民，她花钱大手大脚，性格大方爽快。女儿生日那天，她在家里举办了生日聚会。客厅里，小朋友们高兴地玩耍着，突然传来了激烈的争吵声。争吵中，顺乐质听到一个小男孩在攻击自己的女儿。

"听说你妈妈吸烟啊？"正在厨房做菜的顺乐质女士心头一震。她忐忑不安地等待着女儿的回答，果然是有其母必有其女。

"那么你妈妈连烟都不会吸吗？"还在上小学的女儿做出了出乎意料的反击。顺乐质女士想，可能是家长们经常在背后议论谁谁的妈妈抽烟，被这个小男孩听到了，现在竟拿这个来攻击女儿。女儿这么一回击，别说扳回一局，那个小男孩被反驳得无地自容。

顺乐质女士称赞女儿听话，反击得好。在一旁静静倾听的女儿低垂着眼睛说："妈妈，把烟戒掉行吗？"说完关上了房门。

吸烟的女性真的很多，最好彻底把烟戒掉。但是真的想吸的话，不要偷偷摸摸地吸，要光明正大地吸，不必背着婆家人、丈夫。吸个烟都战战兢兢的，没必要。那天给一个后辈打了电话。"我也抽烟啊，老师现在还抽吧？"从电话里能听见她吐出烟气的呼吸声音。老烟民都是相互了解的。

"那时候真的很想吸，到了一个地方，一定要先去看看哪里能吸烟。那时候只有吸烟才能让我的内心平静下来。"金慧子在电视中这样回忆说。托女儿祈祷的福，终于把烟戒掉了，真是一件了不起的事情。

收集烟头的少女

我小时候特别喜欢收集烟头，常把爸爸吸完扔掉的较长的烟头攒起来，等外婆来了给外婆抽。外婆来到女儿家，是要看女婿眼色的。"把你的烟给我抽一根。"连这么一句话也不敢说，只能找烟头来抽，所以我觉得我做了一件好事。那时候干脆给外婆一支新的该多好啊，哎，愚笨的乖乖。

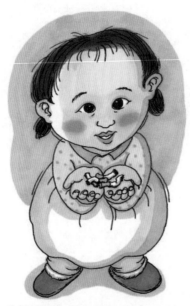

在庆熙大学韩医系读书的时候，没有落掉一节"戒烟学校"（指庆熙大学）的课，终于拿到了毕业证书。"如果做了韩医师，一定要帮助患者戒烟。"是这个信念一直激励着自己。有一次上课的时候，我把一支烟中含有的尼古丁注射到了一只活蹦乱跳的老鼠身上，结果那只老鼠立刻死在了自己的眼前，那个场面我永远也无法忘记。一支烟能杀死一只老鼠，虽说人的体积比老鼠大很多，但是也敌不过长年累月地抽烟啊，哪能平安无事呢？

济州玉兰油社长徐名淑听了这个故事说："姐姐原来是这样想的，作为一个公益人，希望原来早就开始萌芽了。"事实上，不是因为自身人格，而是得益于在学习中看到的血淋淋的事实。

肺在低泣

残酷的大学一年级，解剖学的考试让所有的学生都紧张起来，因为这门课挂科的人实在是太多了。考试时会在玻璃片上放上各种人体标本，用显微镜观察几秒钟后，猜出这是什么组织。几乎每年考试都会有肺尘细胞的标本。

肺的内部就像一串葡萄一样，大约有5亿个薄膜肺泡。氧气和二氧化碳的交换就是在这里进行的，如果把这些薄膜肺泡平铺开来的话，大约有网球场那么大。人一般一分钟呼吸15次，每天呼吸2万次，这大约会吸入10000升的空气，少说也有50个大铁桶的分量。相比饭和水，人类要想生存必须先吸入空气。

吸烟的时候黏稠的焦油会在肺细胞中形成小黑点，这就是尘细胞。如果一天吸一盒烟，那么一年会积下一杯子的焦油，像碳粉一样。吸烟会让健康的肺由桃红色变成灰不溜秋的颜色，也会让肺部硬化，失去氧气和二氧化碳交换的功能。

痰液是支气管黏膜的液化物，会使喉咙发痒，如果支气管出现炎症，痰液就会变成黄色。咳嗽吐出的黄色痰液是细胞和病菌战斗的尸体的脓液。香烟中的尼古丁会使血管收缩，会提高患心绞痛、脑卒中的风险。吸烟也是肺癌、哮喘病、慢性闭塞性疾病的罪魁祸首，其他与吸烟有关的疾病少说也有100种。

维持活力与欲望

吸烟会夺走身体的活力，破坏染色体；使皮肤失去光泽，变得粗糙，细纹增加；使伤口再生能力下降，使得伤口不能快速愈合；甚至头屑和脚气都不能很好地治愈。

吸烟使得血液中要和氧气结合的血红蛋白被二氧化碳夺走，使身体缺氧。因为二氧化碳与血红蛋白的结合能力要比氧气高200倍左右。身体缺氧就像煤气中毒一样，头脑不清晰，头痛。身体缺氧，就不能提供大脑所需要的营养。大脑缺氧记忆力就会下降，容易健忘，也有可能患上老年痴呆症。

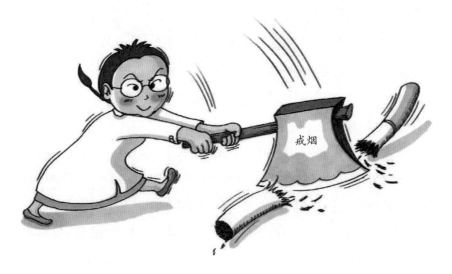

怀孕的女性吸烟，会对胎儿造成供氧不足，因此，不用说影响胎儿的生长发育，还可能有因低体重而早产的危险。吸烟的女性怀孕时所经历的心理上的痛苦和不安是不言而喻的。

女性吸烟对性生活也不好。吸烟会致使骨盆内血流不畅，阴道分泌液不足，性兴奋就会变弱，性欲也会减退，还可能造成早期闭经，进而加速老化。吸烟者身体上会散发出气味，家中也会弥漫烟味，有人想要喷点儿香水中和一下，结果混合的气味反而使人更加头痛。

男性吸烟会减少精液的排出量和精子的数量，像小蝌蚪一样的精子运动能力也会下降。它们不是被似梦非梦的烟气熏的，而是因为流向生殖器的血液量减少，血管壁附着尼古丁，堵塞了血管，致使阴茎不能充分勃起。这样的男人就变成了阳痿男，抬不起头来。男人想看到自己勇猛的一面，就戒掉烟。重新找回自己的气魄和愉悦，是一件多么高兴的事啊。

取代尼古丁，让大脑兴奋起来

尼古丁是超强的致毒物质。吸一支烟，尼古丁在仅仅几秒钟之内就能够到达大脑。如果血浓度下降，人就会像发疯一样地焦躁不安，心急火燎。因此，戒烟最重要的一点就是降低血液中尼古丁的浓度。用自身的"高兴方案"来取代尼古丁，让大脑更加愉悦起来。喝足够的水，慢嚼萝卜、水果来释放嘴的欲望。舌头运动是缓解大脑紧张的最好的方法。萝卜"咔嚓"，口香糖使劲嚼吧！

怎样才能戒烟

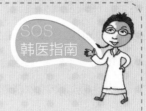

SOS
韩医指南

● 葡萄干能够中和烟碱酸，使劲嚼葡萄干，然后漱口。还可以嚼一些鲜水果，或者萝卜、胡萝卜、红薯，咔嚓咔嚓的声音最容易满足嘴的欲望。

● 多喝绿茶、大麦茶、矿泉水，用水分降低血液中尼古丁的浓度。如果食用立即可用的饮料、清凉饮料、冰激凌、巧克力、糖果等零食会更加口渴，而且会使血液浓浊，增加体重，所以要随身携带水瓶和可以嚼的东西。

● 多食用一些可以化痰、恢复支气管黏膜的桔梗、牛蒡、沙参、银杏、杏、梨等。特别是把桔梗和牛蒡连皮一起，加入生姜制成茶喝，效果是很好的。

● 通过跳绳、快走、登山等运动，深呼吸，把在肺底部的空气排出，促使空气在肺部的循环。

● 去韩医院进行戒烟针灸的治疗。在耳朵的肺点、脑点、内分泌点等穴位上施针，调节戒烟的欲望。

第4章

和同病相怜的人多多交流

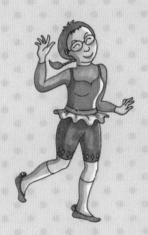

得了子宫内膜炎就脏吗

啦啦啦（40岁左右，语言治疗研究所所长）

我的身体里曾有一个瘤

经历过不堪回首的病痛岁月之后，重获新生的我终于可以从容地回忆之前身心浸满伤痛的那段日子。最初感觉到身体的异样是在十几年前。当时我28岁，刚结婚一年，那段时间同丈夫过夫妻生活的时候，下面经常会感到刺痛。一开始我并不以为然，直到有一天下体突然开始出血，我才意识到问题的严重性。

我到婆婆经常去的妇科医院做了检查。检查结果出来之后，医生说这只是小问题而已，静养几天出血自然会止住，竟然连药都没给我开。

但思来想去，我和丈夫还是觉得这位医生的话不太可信，于是去了另一家综合医院又做了一次检查。正是在这次检查中，我第一次得知自己子宫左侧长着一个直径4厘米的瘤。然而这位医生同样没对我的病情进行详

215

细的说明，也未给出治疗方案，只告诉我子宫中的这种瘤很正常，说不定哪天自己就没了。

听完医生的这番话之后，我不禁纳闷，自己身体里明明长着一个瘤，自己却连个病名都不知道，而且将来还要和这个瘤继续共存下去。但那时我们刚刚结婚，经济上并不是很宽裕。丈夫和我同岁，当时正在攻读硕士，我在残疾人福利中心工作，是一名为残障人士授课的特殊教师，我的薪水是家中主要的经济来源。即便如此，按照当时的情况还是有充足的余额供我进行深入的诊断和治疗，但阻挠我治疗的最大原因其实来源于我的内心。我内心并不愿直视这个瘤的存在，于是试图用逃避来让自己忘记这个瘤的存在。但是无论我如何欺骗自己，这个不明原因的瘤并不会轻易消失，它依旧寄生于我的子宫内。

瘤在不断变大，最终我躺在了手术台上

4年之后我32岁。这时我终于开始重视起这个瘤来。因为我打算生宝宝了，自然会开始关注自己的身体状况，想知道自己的体质是否能够生出一个健康的宝宝。此时丈夫早已经硕士毕业又工作了两年，家中开始有了些积蓄，经济上足以承担治疗费用。

我怀着一颗忐忑的心踏入了一家综合医院的大门。经过一番详细的检查之后，我拿到了最终诊断书。直到今天我依旧清清楚楚地记得那诊断书上写着的最终结果。5年前只有4厘米大的那个瘤已经长到了直径6.5厘米，而且后面还清晰地写着几个字："疑似癌症。"在做B超时，那位年轻的女医生对我说的话至今我也未曾忘怀，她说，我的子宫内很脏。

她说我子宫内不单只有一个瘤，而是典型的子宫内膜异位症。肿瘤已经在我的子宫内肆意蔓延，其中左侧的那个瘤在长期的增殖过程中长得最大。目前手术是唯一的治疗方法。得知我还想要孩子之后，她告诉我恐怕近期内是不可能实现的。我要先接受内膜瘤手术，之后还要进行一段时间的药物治疗，然后再去不孕门诊接受不孕治疗，进行完这一系列的治疗之后，我才能恢复到正常的受孕体质。那位女医生最后又加了一句话，她告诉我，子宫内膜异位症在某种程度上来说比癌症还要棘手，因为在女性绝经前，它随时都可能复发，根本无法根治。

得知这一切后，我最担心的不是自己的身体，而是怕自己没法再生育。事实上丈夫和我在结婚前曾经有过一个孩子，但那时候我们还是学生，最后只能选择去做了流产手术。之后我一直沉浸在深深的负罪感之中，如今遇到这种问题，更觉得这是上天对我当年犯错的惩罚。

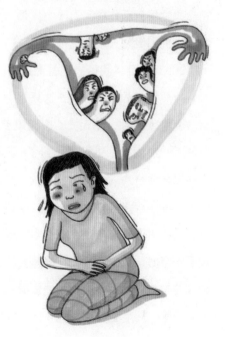

还未来得及消化自己的病情，医生便立即为我定好了手术时间。随后我整日过得浑浑噩噩、恍恍惚惚，忧思之中的我变得敏感易怒，甚至对周围所有人都充满了怨恨。这些人包括最开始出血时对我病情轻描淡写的医生、B超检查发现肿瘤后未对我采取积极治疗的综合医院的医生、当年怀孕后对我冷眼相待致使我选择流产的公婆、不尽快工作承担家庭责任而选择读研的丈夫、总是忙忙碌碌无暇顾及我的父母……我对脑海中浮现的每个人都充满了恨意，内心又充斥着无限的孤独和悲伤。唯一感到些许安慰的是，我终于搞清了自己体内的那个瘤到底是什么东西。

病痛后的觉悟

最终手术并没能在当时做检查的医院进行。得知有可能会导致不孕后，公公命令我去首尔江南知名的不孕医院接受治疗。当时我居住在首尔的江西地区，在富平工作，这两个地方都和江南隔了很远。其实我本应在附近找一家医院接受治疗，以便于后续治疗和日后的修养。可为了未来的孙子，公公居然不顾及我的身体，只是一味要求我去最知名的医院。这不禁让我觉得自己在婆家人眼中只是个生育的机器而已。每次一想到这里，我内心的那股怒火便呼之欲出。

2003年3月，我最终还是遵照公公的要求在江南的那家医院接受了手术。按照原来的手术方案，这只是一个简单的腹腔镜手术，结果由于我子宫内囊肿太多，个体太大，腹腔镜手术最终改成了开腹手术，原定2个小时的手术时间最后也被延长到了6个小时。当时手术台上的我多么希望丈夫能够陪在身边。然而丈夫却敷衍我说这只是一个小手术而已，况且自己刚工作没多久，应该给上司和同事留下一个好印象，若缺勤陪我做手术，担心会招人不满。于是在我手术的那天，他选择了工作而不是陪我。被推进手术室时，我的内心无比酸楚。被推出手术室后，麻药散去，我醒来最先喊的是丈夫的名字，可是他依旧不在……

手术一周后我便出了院，之后在家休养了一个月左右。就在这难熬的一个月中，独自养病的我真正体会到了什么是被遗忘的感觉。我和公婆家住得很近，步行也就5分钟左右，可在我卧床养病期间，婆婆连一口热粥都没有给我送过。因为一站起来就会天旋地转，所以想去卫生间的时候，我几乎都是爬着去的。家中没有吃的，有一次妈妈送了牛尾汤来，我竟吃得狼吞虎咽。平时每天只能等丈夫下班后才能吃上饭，但他却总是下班很晚。实在饿了打电话给丈夫，他所做的也只是给我点炸鸡外卖而已。

一个月后我便重新回到了工作中。大病初愈的我常常浑身冒冷汗，每走一步两个脚后跟都疼到不敢着地。脚后跟到小腿这一段总是感到僵硬酸痛，每迈一步都疼得龇牙咧嘴。我都虚弱到了这步田地，上司居然还要求我将落下一个月的课程抓紧时间补上。以前的我每周要上30小时的课程，现在居然让我再多上120小时，这对正常人来说都是不可能的任务，对刚做完手术的我更是难于登天。内心的那股怒火再也无法抑制，于是我愤然辞职。

我是因为身体实在撑不下去才决定辞职的，但福利院的院长却如是评价我——"没有牺牲精神"。身为一名福利院院长，又怎能说出如此无情的话来？她难道没有看见我连走路都会导致呼吸困难吗？忍无可忍的我同院长理论了一番。在将患病以来的委屈发泄一通之后，我终于明白了一个简单的道理——人，特别是女人，首先要学会自己爱惜自己。

身体和心灵的修行

辞职后我在家休养了一阵。当时正是夏天最热的时候，我整日浑身无力。有一天正有气无力地趴在地板上看电视的我，突然被电视中的一个女人吸引了目光。这是一个梳着一根细细小辫的小个子女人，貌似是一名韩医师，正在讲有关女性健康的问题。看着她精神十足地讲课的样子，我内心突然产生了一种冲动，我一定要见见这个小个子女人，这种感觉就像暗室中突然照进的一缕微光。

于是，我立刻抓来纸笔记下了这个女人的名字，接着立马给三姐打了个电话。

"姐！我想去见一个人，一个韩医师！非见不可！你带我去好不好？我现在好难受，但是她好像能救我！带我去见她！"

"谁？李俞明镐？光知道一个名字吗？好吧，我给你找找看！"

就这样我被姐姐搀扶着来到了李医生的韩医院，见到了电视上的那个梳小辫的小个子女人。那一刻我好开心，没有理由地开心！终于有了那种如释重负的感觉。李医生告诉我，首先我要做的就是放弃自己迫切想要孩子的念头。随后，她又给了姐姐一张纸条，上面写着一个书名——《女性的健康与智慧》，并叮嘱姐姐一定要监督我把它读完。可是李医生，恕我直言，您的那几个字写得可真难看，呵呵。

当天李医生给我扎了一次针灸，那种温热香气流转全身的奇妙感觉让我回味至今。接着李医生告诉我说之后还要再扎十次针，听到这里我内心不禁庆幸，幸好我并不抗拒这种美妙的感觉。在我要出门时，李医生突然又抬头向我叮嘱道："3天后配好的药会送到你家，到时候一定要拿红酒杯来盛，把药当红酒来喝，即使吃药也要像公主一样优雅！"听到这话，我的心脏仿佛被什么东西狠狠击打了一下，顿时眼泪就涌了出来。在过去的日子里，我从不知道疼惜自己的身体，浑浑噩噩地在这世上过了32年。而从那天起，我开始了身体和心灵的修行，开始体味到幸福生活的秘诀。

在那之后我的人生就如同电视剧一般，一个个转机接连出现。我先是开起了自己的研究所，经营状态良好；接着生了一个可爱的儿子；随后在公婆面前也不再如往日一般唯唯诺诺，渐渐敢于表露自己的见解。在丈夫面前，我也不再是那个整日纠缠的妻子，我渐渐成长为一个独立自信的女人。虽然生活中依旧有这样那样的问题出现，但是现在的我不会再倒下。不，我依旧会摔倒，但是我却有了重新站起来前行的勇气。

现在的我学会了时时倾听自己身体的声音，当身体某个部位有不适感产生时，我会明白这是我的身体需要休息的信号，我会积极地采取措施，绝不再像年轻时那样一再忽视和逃避，这是一种智慧，女人应有的智慧。

30多岁的我满身伤痛，而如今踏入40岁门槛的我，却感觉身体比30岁时更加健康。此时的我终于找到了想要的幸福。

了解病情是治疗的第一步

　　这位患者还未生子就因子宫内膜异位症而做了开腹手术。眼前的她被病痛折磨得虚弱不堪，却拉着我滔滔不绝地讲她所受的委屈和不公。当时她的身体状况已经糟糕到了极点，却一心想要一个孩子，甚至为此在我面前哭个不停，还真是个爱哭鬼呢。子宫内膜异位症是一种极易复发的疾病，所以刚接受完手术的她已经连着接受了3个月的注射来抑制女性激素的分泌。打针之后，月经就会暂停，身体会燥热，经常冒虚汗，四肢也会无力。这是由"假性闭经诱导"所引发的短暂闭经的症状。

　　这位患者甚至不知道自己为什么要做这个手术，为什么要接受后续的注射，自然为什么要阻断自己的排卵和月经就更不清楚了。她只知道自己每晚都会从全身虚汗中醒来，浑身燥热，腰痛，脚后跟疼到无法走路。曾经因生育或流产而患上子宫疾病的女性，在一定程度上会出现脚后跟疼痛的症状。西医并没有将二者联系到一起，但我们韩医学早就在临床上发现了二者之间的关系。这与西医所称的足底筋膜炎绝对是两码事。

让我们重新回到这个患者的案例中来，她虽面有瘀色，但眼神明亮。话匣子一打开便再也收不住了，在我面前把憋在心里的委屈倒了个干净。这对夫妻在年轻时从未让父母操过心，学习成绩不错，又早早地自食其力，开始了两人的小日子，从未向父母伸手要过钱。然而比起儿媳的身体状况来说，婆家在儿媳身上更关注的是能不能为自个儿家里延续香火。因此生病的儿媳生怕自己辜负了婆家的期待，一直默默承受着巨大的心理压力。

"你谈恋爱、结婚是为了什么？难道仅仅是为了给婆家生儿子，给别人续香火吗？现在你的身体状况早就已经亮红灯了，就这样的体质还一心想着生孩子？还是先爱惜一下自己吧！自己都不尊重自己，还指望别人来尊重你吗？"

类似的话我对不同的患者重复了无数遍。类似这样的例子太多太多了。突然就辞掉做得好好的工作，开始埋头生孩子，全然意识不到自己的身体状况到底有多糟糕。看着女人不顾一切甘愿沦为生育工具的桥段一次次上演，我内心的火气一次又一次地爆发。生儿育女本应是夫妻二人决定的事，但每当亲属碰面，却总也免不了你一言我一语地催促和干涉。

严格说来儿媳终究不可能成为婆家的人，只能是个外人。即便公婆想要将儿媳视作自己的女儿，但婆家娘家换一下立场就会明白，这几乎是不可能的。迫于孝道的压力被婆婆呼来喝去，亲属们的一番议论后，自己却总成为被批斗的对象，这就是大部分儿媳的现状。醒醒吧，你应该让自己变强大。

痛经有时是子宫内膜异位症的征兆

如若痛经严重并伴有盆腔痛、性交痛的话，请当心，你有可能患有子宫内膜异位症。子宫内膜异位症是一种非常复杂的病症，本应位于子宫的内膜会因各种原因四处延伸至卵巢附近骨盆之中，会引起经血的逆流与四散，也会在术后引起四散传播。大部分患者在初期并无痛感，只有在月经开始的时候才会感受到剧烈疼痛，随后在治疗痛经的过程中才得知自己的真正病因。

患者普遍会表现出出血及无排卵腹痛，感觉腹部有撕裂痛症，或严重的下腹坠痛。子宫内膜会凝聚在卵巢处形成囊肿，甚至会长到数厘米大小。即使通过手术切除，只要月经还未结束，就很可能复发。

那么在复发之前我们能做些什么呢？答案就是生孩子！因为怀孕期间月经会自然停止，这比通过药物手段强制中止月经要好得多。而在分娩之后，哺乳过程会让子宫得到充分的休息，内膜的生长也会得到抑制。

这位患者脑海中一直对自己的子宫存在着偏见，认为它"脏""不孕"，因此不安、愤怒、挫败及后悔等心理上的负面情绪在不断滋生，这自然会加重病情。

我给她看了她的B超照片，向她说明这并不是什么肮脏的东西，只有学会肯定和理解自己的身体，才能开始正常的治疗。如若不从根源上着手治疗，即使手术切除内膜异位病变也还会复发。改变体质才是治标又治本的办法。那到底该怎么做才能改变体质呢？我们要在改变内心看法的同时改变自己的饮食习惯，做到这些，身体自然会慢慢得到恢复，重获健康。

一直愁眉苦脸的患者在听完我的说明后接受了O型环测试。我又给了她一份食疗方案。在出门的时候，她回头嫣然一笑，那个笑容至今还清晰地印在我的记忆中。

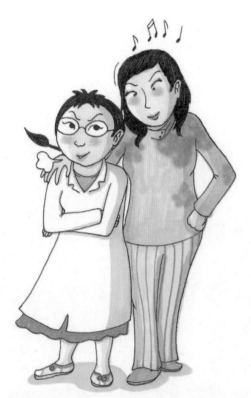

之后这位患者又出现了几次不净出血、粘连、小型卵巢囊肿、关节痛、腰痛、坐骨神经痛、头痛、呕吐等症状，但都得到了很好的处理和应对。最终她终于如愿以偿地生下了一个健康的宝宝。以前总是哭个没完的她最近再也没有哭过。现在她在自己的研究所里为残疾儿童妈妈做咨询，俨然已经成为一名人生咨询师。真是好样的！

现在她在我面前竟然开始有些放肆了。经常搭着我的肩膀俯视我，喊我小个子。嗯，病好了就开始嘚瑟了。现在她皮肤红润，嘴角挂着幸福的微笑，谁又能想到她之前经历过那样一段黑色的日子呢？现在的她不仅有了跌倒再爬起来的勇气，甚至已经能够去帮助别人了。在父母和孩子面前、在自己的丈夫面前，她已经蜕变成一个独立的、自信的、让人依赖的家长。真是幸福的女人！

30岁的唯一愿望——怀孕

浸染（40岁左右，染色工艺师）

痛经背后的真相

我是一名程序员，这份工作从25岁一直做到30多岁。由于从事的是与电算、IT相关的工作，所以熬夜加班变成了家常便饭。整日埋头在电脑前，工作环境的温湿度也全部由空调掌控，可以说我是暴露在各种各样的机器中，工作环境比较糟糕。

我在初中二年级才来初潮，比同龄人要晚一些。虽说之后月经周期一直都很正常，但是每次我却被痛经折磨得痛不欲生，而且这痛经还有逐年加重的趋势。等到上了高中之后，每次月经的头两天，我都得靠吃镇痛药才能支撑自己勉强活动，学习这么费神的事情更是做不来了，手脚冰凉，只得有气无力地伏在课桌上强撑。高三时我曾吃过一段时间的草药，但似乎并没有什么效果。每次月经出血量都很大，每次至少持续一周。

每次跟父母提及此事，我总是得到相同的回答："正常，女人都这样，只不过你比别人稍微严重些而已。"在这种习以为常的观念的支配下，我也一次次打消了去看医生的想法。大概在工作两年之后，月经期间的出血量已经超出了正常范围。我开始用超大型的卫生巾，并且不出两个小时就得赶紧换一次。现在回想起来，我子宫内的肌瘤大概就是在那个时候出现或者扩大的。

因为已经步入职场，所以每次月经来时也无法再像学生时代那样小小地偷懒一下。只得每日吞服止痛药咬牙工作，如果不巧赶上出差，更是痛到彻夜难眠。可能是因为工作中久坐的原因，我还患上了椎间盘突出，为此反复拍片检查，也做了数次的物理治疗，但对于折磨自己已久的痛经却从未想过去管它。这种对痛经的放任状态一直持续到我28岁的时候。偶然的一次机会，我做了一次B超，就是在那次我才得知自己子宫内长有肌瘤，这对我来说无疑是个晴天霹雳。

子宫肌瘤与突然流产

随后，我立即去某知名大学附属医院做了全面的检查。医生得知我还是未婚，且没有过性经验，所以特意为我通过肛门做了超声波检查。医生说在我的子宫里有可能长着一个瘤，虽然这只是医生习惯性地做出的最坏推测，但听到这话，我还是陷入了恐慌之中。子宫里的瘤，这不就是癌症吗？慌乱之中我咬牙花了10万韩元做了一个磁共振成像（MRI）检查，而检查结果显示，我的子宫内的确长着一个直径3厘米左右的肌瘤。

在得知检查结果的瞬间，我大脑做出的第一反应便是我要跟我的男朋友分手。子宫里如果长着一个肌瘤，不就代表没法生孩子了吗？如果没法生育，自然也没法和他结婚了。这是典型的韩国庆尚道女人的思维方式。当然现在的我也想不明白当时为什么会冒出这么迂腐的念头来……这和有没有生育能力根本就没有多大关系。

我29岁结婚了，原本打算在30岁的时候生孩子，然而事实并未能如我所愿，我迟迟没能怀孕。这时我开始隐隐担忧起来，这会不会是子宫中的那个肌瘤在作怪呢？于是我开始四处打听在这方面比较有名的医院，最终找到了位于江南的一家韩医院。那家医院给开的是已经熬制好的草药浓缩液，装在一个个的大瓶子里。声称只要服上几个疗程，肿瘤就会消失。于是我又一次花重金将那些药瓶捧回家，连吃了大概3个疗程。当时我对那黑乎乎的药液的成分一无所知，也不知吃完后那个瘤到底真会变小还是会适得其反。但当时我求子心切，容不得半分的犹豫。然而事实证明我的选择是错误的，那些花重金买回的药汁并没起到多大的作用。

在那段时间里我还曾经流产过一次。怀孕成功的喜悦还没来得及细细品味，在怀孕6周时就见血了。去医院检查时医生说胎儿已经停止发育，最后诊断为稽留流产。我默默接受了刮宫手术，直到麻药过后睁开眼，压抑的悲痛终于决堤，我在病房中放声痛哭。因为怕耽误工作，我在术后只休息一个星期便去上班了。工作大概20天后，下面突然开始出黑血，这种症状一直持续20多天才有所缓解。

我的脑中充斥着怀孕、怀孕、怀孕

之前的我曾是一名非常优秀的职业女性，在公司中也得到了上司和同事的认可。然而正在我的事业蒸蒸日上的时候，我毅然做出了辞职的决定。流产之后我的体质发生了很大的变化，即使在夏天我也时常觉得冷，有时甚至觉得骨头都会进风。当时我一个月工作20天，但其中14天都是夜班。所以我曾以为长期的夜间工作是导致我体质变化的最重要原因。我的公司每天9点上班，18点下班，工作时间不算很长。但在流产之后，一天工作下来明显感觉特别疲惫。得知我流产后，公司表示会对我特别关照，提出要调整我的上下班时间，但看到同组的同事都在熬夜加班，我又怎么能安心地休息？直到辞职的那天，我依旧跟别人一起熬夜加班，直到把自己负责的事情全部收尾完毕，并做完交接之后才放心去休息。

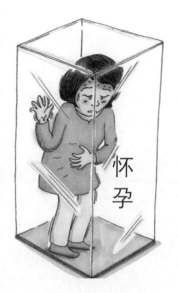

辞职之后我也没完全闲下来，其间去过英语补习班学英语，同时还在学习游泳和布艺。我决心将工作耽误下来的爱好——补齐，虽然表面看起来很忙，但其实脑子想的全是和怀孕相关的事。我曾经到江南有名的妇科医院做过数次针灸和艾灸。后来我又怀孕了两次，但都在6周之后自然流产。

为了备孕我把日历的每一天都打上了受孕期或生理期的标签！为了备孕，夫妻生活也沦为了任务，早孕测试纸成了我的生活必需品，每一天都过得惶恐不安。如今回想起来，那段日子真是心酸，什么人生规划和未来畅想在当时都是奢侈的。在那段日子里，为了怀孕，为了生孩子，我彻底失去了身心的自由。

婆家虽然表面上说不急不给我们压力，但婆婆却经常带我去寺庙上香，其实我是个天主教徒，呵呵。在我要参加别家孩子周岁宴的时候，婆婆会在旁边"适时"提醒我一句："去了不觉得尴尬啊？"后来婆婆热衷于带我去五花八门的韩医院，又时常自己抓些药回来命令我按时服用。那段日子实在过得太辛苦，我甚至曾经打包行李出去躲了好久。

先调养，再怀孕

转机出现在我31岁那年的夏天。那天我正蹲在书店翻找与子宫肌瘤相关的书，突然间李大夫的书映入了我的眼帘。没读多久我就发现这本书和其他同类书籍不同。其他书中多讲的是"这样做肿瘤就会消失，那样做就会怀孕"，一个劲儿地催你相信。然而李大夫的书却不是这样。

看了书中内容之后，我立刻便去见了李大夫。那是2005年，记得我刚在李大夫面前的椅子上坐稳，还未来得及开口，对面劈头便道："现在这身体状况哪是考虑怀孕的时候？出血还没止住吧？你已经过了30了吧？先为自己将来的生活打算打算吧！这孩子又不是非生不可！"听了这话，我顿时愣在了那里。这话在之前去过的医院里可从没听过。

之前曾经去过的一家非常有名的治疗不孕的医院，医生对我的肌瘤问题直接忽略，6个月里一味地让我备孕，最后一直未能成功受孕，便转而开始劝我做试管婴儿。更多的医院只是给我开药，然后让我回去备孕。李大夫是唯一关心我身体状况的人。听完李大夫的一番话，我感觉罩在自己四周的那个闷闷的玻璃罩子终于被打碎了。

在见到李大夫后的7个月里，我每月只吃一剂药，每周去接受2～3次针灸或艾灸。李大夫还特别叮嘱我在治疗期间一定要避孕。因为这也是积攒子宫能量恢复身体元气的重要时期。在这7个月里，李大夫一边给我治疗，一边还开解我。她会问我有没有重新开始工作的想法，劝我不要整天想着怎么怀孕，多找点儿其他的乐趣，俨然就是我的人生导师。即便如此，我内心还是偏执地决定，32岁这年再试一年，如果还不能怀孕就和丈夫离婚，之后就再也不用担心怀孕的问题了，可以一个人过自由的日子。所以面对大夫说的一番话，我大多是一个耳朵进一个耳朵出了。

怀孕难，保胎更难

2006年4月初，经过7个月的治疗，李大夫终于对我说："你今年也32岁了，再往后年龄大些就更难怀孕了，所幸治疗到现在你的身体也恢复得差不多了，开始试着备孕吧。"听了李大夫的安排，我从那天开始终止了避孕措施，谁知竟然立刻就怀孕了。在我再三测试之后，看着那两道杠，我还是忍不住激动地哭出声来。

但事情并非从此一帆风顺，我又出现了之前怀孕时的症状——持续两三天的38°高热，随后下面又出血了。我赶忙去了之前曾诊断我为习惯性流产的医院检查，结果医生说我有流产的征兆，立马让我住院，并开始给我注射激素。所幸的是出血渐渐变少了，我一直到血完全止住才出院，之后也一直服用激素药剂。这似乎是一种帮助胎儿着床的药剂。医生说我个人的免疫力有些问题，于是我又花了几十万韩元接受了3次免疫物质注射。

之后我艰辛地熬过了12周的危险期，本以为可以稍微松一口气，可谁想到那才是真正苦难的开始。在怀孕第20周的时候我便出现了宫缩，被推进产房脱去衣物，接受了抑制分娩的注射，战战兢兢地等着上天的安排，结果最后逃过了一劫。在第23周的时候，又因为宫颈过短子宫扩张而接受了宫颈缝合手术。这一个个的危机现在回想起来仍是一身的冷汗。

由于两家父母住得都比较远不方便照顾，所以我和丈夫并没有向老人们透漏病情，夫妻俩相互扶持硬是挺了过来。丈夫曾有一个月的时间连续奔波于医院和公司之间。虽然躺在病床上的我很辛苦，但是对一个男人来说，既要工作，又要做家务，还要伺候生病的妻子，他所承受的比我要多得多。虽然千辛万苦终于盼得怀孕成功，但还未能一起分享这份喜悦，又被双双抛入不安和泪水的深渊。

住院的时候我疯狂地想吃厚蛋烧，回到家中也常常会嘴馋，但那时的我只能整日躺在床上没法下地走动，周围又没有照顾自己的人可以做来给我解馋，我只能默默地流泪。我在怀孕8个月的时候，体重居然和怀孕前没有什么变化。在怀孕第9个月的时候，妈妈推开手头的事情来首尔照顾我。直到那时我的体重才开始有些增加。在第36周的时候，我终于可以外出慢慢散步。那时去趟家门口的超市对我来说都是那么令人兴奋和喜悦的事，能够亲手做饭吃对我来说已经是最大的恩典。

辛苦得来的孩子居然发育迟缓，这是不是我的错呢

怀胎10月，仅仅在最后的一个月中，我才算是过得舒心些，之前的几个月满是辛酸。我在第41周的时候分娩产下了女儿，现在已经7岁了。可由于孩子天生体弱、敏感，不肯吃辅食，所以我带孩子带得相当辛苦，在孩子10个月大的时候，我居然比怀孕之前还要瘦。或许是因为这个孩子来

得太不容易吧，我每晚都睡不踏实，总要一次次起来看看孩子是否睡得安稳，整日如履薄冰。这孩子可能当初在妈妈肚子里的时候受的苦太多，所以出生后也比较爱哭闹。即便如此，和怀孕的那段岁月比起来，孩子出生后的日子可算是幸福多了。

由于孩子性格比较敏感，我也被传染得比较情绪化。女儿先天性发育要比别的孩子迟缓一些，虽然不是孩子的错，我却常常唠叨她。直到最近我才想明白，我唯一能够为孩子做的，就是爱她现在的样子。

从现在开始，我要试着去微笑

我感觉自己有轻微的创伤后压力症。由于怀孕那段时间身心俱疲，再加上好不容易得来的孩子却发育迟缓，这都在一定程度上刺激着我敏感脆弱的神经。孩子肯定也不好过。

现在我终于想明白了一切，努力试着和孩子开心度过每一天。我现在想每天发自内心地去微笑，而不是一味地忍受和强作欢颜。

2014年，我们一家搬至大田近郊的小乡村，在那里我们展开了新生活。孩子已经到了上小学的年龄，之前我们还在犹豫是该晚点儿送孩子上学还是该将孩子送进特殊学校。不过最后我们决定将孩子送到没有补习班没有课业压力的乡村小学。

在此我想跟和我有相同遭遇的姐妹们分享一些话："怀孕生子并不意味着所有问题的终结。只有首先摆正自己的姿态，家庭和孩子才能步入正轨。人生的路很长，所以不要急于将问题解决于朝夕之间。先静下心来好好想想，自己到底该先生孩子还是先调养身体。可能大家觉得只要不放弃怀孕的念头，孩子总有一天会有的。但是在生完孩子以后，为了孩子和家庭的幸福，请先三思自己是否已经做好万全的准备和有了敢于直视一切困难的决心。"

我决心和孩子今后充满微笑地生活下去，在孩子进入青春期后，一定要带孩子去做全面的妇科检查。我要多多倾听孩子健康的声音，绝不会让她重蹈我的覆辙。

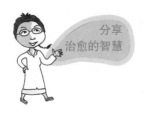

分享
治愈的智慧

要想怀孕，先养子宫

　　"浸染"这位患者的子宫状况简直就是一个问题大杂烩。由于子宫内膜异位症问题，从来月经开始便受痛经的折磨。又因为子宫肌瘤的存在，导致她每次月经时都饱受腹痛折磨。她曾经在某大学附属医院做MRI影像检查时查出的肌瘤只有一个，然而在随后几年四处求医，直至出现在我的医院为止，之前那个肌瘤的直径已经大幅增长，个数也从一个增加到了数个！习惯性流产、椎间盘脱出、腿麻、频繁地出血，这些症状将患者折磨得身心俱疲。在这作为参考给各位读者一个提示——通过B超就能测量肿瘤大小，而MRI检查通常在即将做手术之前在手术医院进行，这样可以节约部分费用，因为若去其他医院做手术，这个检查还需要重新再做一次。

　　我们并不是以生孩子为目的才结婚。然而事实却是有太多太多的女性朋友为了生孩子而辞掉自己的工作，将自己的身体当作人体试验标本盲目求医。当然，的确有部分人碰对了门路，治愈后顺利生子，过上了幸福的生活，然而因为不正确地或者过度地尝试怀孕，导致卵巢病变，身体被拖垮，最终婚姻出现裂痕的例子也比比皆是。要明白女人不是生孩子的机器。因为不是机器，所以更不可能像机器一样，指望知道哪儿出了毛病一修就能好。只有首先调养好自己的身体，才能进行接下来真正的治疗，然后我们才能盼来孩子在子宫内生根、发芽、长大、降生的奇迹。

孩子这个令人骄傲的作品绝不是一个月内就能够完成的。在怀孕之前，我们还要翻越无数的小山坡。排卵要正常，精子要顺利到达输卵管，输卵管内要顺利受精，一周后受精卵要顺利到达子宫，之后还要顺利着床……之后，胚胎还要再经历280天的孕育，才能顺利降生，这个作品才算是最终完成。

这件事需要从长计议，有条不紊地分计划、分步骤进行。如若因怀孕生子之心过于迫切而匆忙备孕的话，往往失败就已经注定。当务之急不是着急备孕，而是先让子宫进行休养生息。所以要严格避孕，调理身体。请问你是因为什么这么着急生孩子呢？是因为别人都生了，自己也不甘落后？还是因为长辈催得紧，自己也无可奈何？在采取任何措施之前，请先静下心来梳理一下自己的思绪，倾听一下自己内心的真实想法。从哭泣到觉悟、从隐忍到胜利，这位"浸染"患者怀孕生子的过程堪称艰辛。

想吃厚蛋烧就跟爱你的人说出来呀，肯定会有人疼惜你为你做的。偏偏这位患者不愿表露自己的内心，凡事首先考虑一个"大局"和"得体"，所以怕给别人添麻烦的她从来不愿轻易开口拜托别人。听说这位患者的婆婆为了让儿媳能够怀孩子，在上供和符咒方面花了不少钱，啧啧啧，这些钱省下来留给儿媳妇多好啊。

孩子一定会健康成长

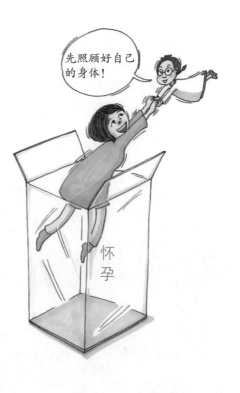

这位患者您口中女儿的发育问题根本算不上什么问题。正常和不正常之间的界限怎么可能划分得如此分明。您的孩子是一个在幸福中长大的小孩。一岁时的成功是能够自己坐起来，两岁时的成功是能够摘掉尿布……以上这些您的女儿都一一做到了，而且她会跑会跳、会自己吃饭自己玩，且心灵纯净，将来也慢慢会写字、会背九九乘法表……

在此，我要向已移居美丽村落的三口之家推荐一本书，那就是那位养鸡的农夫金桂洙所写的《我是送鸡蛋的农夫》。精致的小院落之中，妈妈正在给布匹染色，而小小的女儿正蹲在脚下喂小鸡，这不正是我们心中那个恬静的梦想吗？

你总是小心翼翼为别人考虑得太多，就是因为怕给别人添麻烦，连个厚蛋烧都不敢要求别人为自己做。今后请一定要试着或者学会给别人"添麻烦"，真希望今后能看到你开怀大笑的样子。

在我完成这本书之后，我要在国内好好地游玩一番，顺便去看看这对母女相互依偎幸福微笑的样子。

年轻的我居然患上了高血压

酷姐（40多岁，化妆品、手工皂工艺家）

用吃东西来填补内心的空虚

我小时候曾经是一个很听父母话的乖孩子，但也没有什么过人之处，就是普普通通的一个孩子而已。小时的我不太会表达自己的意愿，父母让做什么便乖乖去做。那时候父母几乎天天吵架，争吵声总会在母亲的愤然离家中结束，而恐惧的我总会扑上去死死抱住母亲的腿大哭，生怕她会把我抛下不管。因为万一母亲真的走了，我就要和那个可怕的父亲生活下去，想到这里便更加不肯松手，哭得更大声。这些事情至今回想起来就像发生在昨天一样。为了留住妈妈，我会想尽一切办法在平日里讨她欢心。为了成为一个不闯祸不让妈妈生气的好孩子，我每天都小心翼翼地努力着。

好在毕业后我找到了一份十分喜欢的工作，这也算是我人生中的一种补偿和安慰吧。工作内容是我喜欢的，而且公司里的人都因为我年纪小而对我偏爱有加，因此在公司我每天都过得很开心。可能是因为在那里我找到了归属感，找到了被爱的感觉吧。我每天都同大家一样拼命地工作，结束一天的忙碌之后，再和同事一起去喝杯凉爽的冰啤酒，日子过得充实而快乐。那时候唯一的烦恼便是我的体重。虽然平时我也在运动，但是和我每天吃的东西相比，这些运动是远远不够的，所以我的体重直线上升从未降过。还好这并没太影响到我每天的好心情，我依旧开心地工作、加班、熬夜，当然下班后的啤酒更是少不了的。每当发了工资之后，我都会存下一点点，偶尔还会出去旅行，日子过得开心又踏实，这样的日子一直持续了10年。

后来在一次公司体检中，我被查出血压偏高。那时我并没太在意，想着或许是因为太胖的缘故，只要减减肥就没事了。然而在第二年的体检中，我却听到了更加令我震惊的消息。医生说，如果我再不加以控制的话，有可能就一辈子离不开降压药了。那时的我还那么年轻，居然要开始吃降压药，听到医生的话，我顿时呆住了。

于是，我找到了李大夫。她给我的感觉就像妈妈一样。李大夫细细地询问我的生活习惯，又一个个给我分析其中的错误做法，告诉我为什么要服用降压药，以及今后该如何调理自己的身体。李大夫亲切地拍着我的肩膀，笑眯眯地称赞我一直以来都做得很好。这哪是在看病，分明就是谈心。

在和李大夫交谈的过程当中，有一个细节深深打动了我，至今想起来心中仍是暖暖的。那时正是冬天，在我们谈了一会儿之后，李大夫要给我量一下血压，可是她却将听诊器的听筒握在手中，好一会儿都没有贴过来。看到我不解的眼神，李大夫笑眯眯地说："有点儿凉，我给你暖一会儿。"就是这个笑容，这句话语，将我内心的不安一扫而光。

在第一次流产之后，我成了生不了孩子的罪人

在我感觉自己内心逐渐安定下来，身体状况也渐渐好转的时候，我结婚了。结婚之后我离开了冷漠的妈妈，期望从婆婆身上寻找到我渴望已久的母爱。于是我全心全意地对待婆婆，希望我们的关系能够像亲母女一样。我不光是对婆婆一个人好，对婆家的事我都尽心尽力。虽然我们两家住得很远，但我却总是殷勤地往婆家跑，就像住在婆家隔壁似的。然而事实却未能如我所愿。

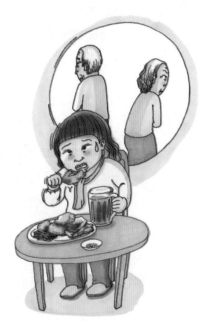

婆婆总像微服私访一样突然到访，时不时给我家来个突然袭击。而且不光自己来，她还时常带着自己的朋友一起来，把儿子家完全当成了自己家。但即便如此，每次我都会尽心招待，不敢怠慢。但婆婆却并不怎么领情，总是挑毛病。只要婆婆一通电话，我无论在哪儿在干什么，都立刻得奔到她身边。在我第一个孩子流产的时候，慌张的我首先想到的就是给丈夫打电话。但当时他正在婆婆家帮忙，婆婆听到后接过电话指责我，丈夫给自己家干点儿活就打电话催个不停，问我到

底懂不懂事，接着就是一通数落，我竟连句话都插不上。

第一个孩子流产之后，我很长时间都没能再怀孕。婆婆说我即使工作上再怎么能干，只要生不了孩子就是个罪人。这句话无疑是在我的心口上插了一刀！我的姨妈们看不过去，过来帮我说话，但都被婆婆加倍奉还了回去，说一切都是我的错，说我要害死他们家，听了这些我的心都在流血。

我的父母对此并不表态，只是叮嘱我要安静地过日子。于是我只能强忍着泪水埋头工作。压力逐日递增，最终我患上了子宫肌瘤，全身浮肿，但心如死灰的我哪还有心思顾忌身上的不适。

凌晨突然晕倒

这样浑浑噩噩的日子不知过了多久，我终于怀孕了。但当我激动地将这个消息告诉一直盼孙子的婆婆时，没想到她却抛来一句"今年出生的孩子八字不好，去年是个大好机会可惜被你耽误了"，我的心又被刺了一下。

我原本以为只要怀上孩子所有的事情都会过去，可哪想到婆家对我的伤害却从未停止。之后不久爸爸突然患了重病进了重症监护室，妈妈也突然离世。这时我开始恐惧不安起来，害怕死亡有一天也会突然降临到我的头上。我死了没关系，留下孩子一个人多可怜呀，每每想到这里，我就止不住地泪流满面。一想到没了妈妈的孩子要经受的痛苦，我哭得更伤心了。

有一天凌晨，我在上厕所的途中突然晕倒。挣扎着醒来之后，我迷茫了片刻，不知到底该怎么办才好。这时我第一个想起的人竟然是李大夫。我颤抖着给李大夫打了电话，李大夫镇定地告诉我不要怕，先去医院，让我到了医院再联系她。万幸的是由于及时去了医院，我逃过了脑卒中这一劫。

学会爱自己

死里逃生之后，我决心试着倾听一下自己身体的声音。想到现在糟糕的身体都是之前的自己一手造成的，我决定将过去不良的生活习惯一一改掉。我开始努力运动，小区后有一座小山，我每天都去爬一个来回。每当爬到山顶，我都要大声称赞自己。每当听到伤害自己的话，我都会闭上眼睛默念一句"先管好你自己吧"，睁眼后便将其抛之脑后不再去想。虽说之后一直在服降压药，但我会刻意逐渐缩小药量。为了成为一个强大的妈妈，为了成为孩子坚强的后盾，我努力地让自己变得更健康、更强大。

"眼往前长，人往前看，别回头，为未来而努力！"

我将这句话写在手册的扉页上，每天都要看一遍来提醒自己。在悲观的想法攻占我的大脑、堵塞我的呼吸之前，我会使劲地摇摇头，将这些想法全部抛掉。当抑郁和愤怒涌上心头时，我会努力将它们消除掉，提醒自己要为了未来而生活。既然没有人鼓励我，那我就自己鼓励自己，我会常常称赞自己"做得很好"，会常常提醒自己要"转变想法，往好处想"，结果心就真的静下来了。

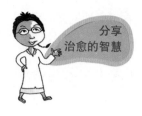

分享
治愈的智慧

不要动不动就发火

"酷姐"这位患者我印象颇深,因为她第一次来我的医院,就给我带了一种面包做礼物。

她将一种胖乎乎圆乎乎的面包送到我面前,告诉我这种面包叫作"司康",执意让我尝尝它的味道。"酷姐"从小在冷漠的家庭环境中长大,对爱的需求得不到满足时,她便将这种需要转移到了食物上,用甜食来麻痹自己、安慰自己。

肥胖使她患上了多囊性卵巢症,体内的激素平衡被打破,下体经常会流黑血。流产之后直到生孩子之前,她一直忍受着婆家的刻薄,而娘家对她也没有多少关心和安慰,"酷姐"在娘家和婆家都战战兢兢地生活着。

但就是这样一个"酷姐"却十分心灵手巧。她能眨眼间将一床绗缝被给女儿改成一套小棉衣。香薰的蜡烛、洗脸洗澡的手工皂,甚至是每天用的护肤品她全部都自己来做,简直就是一个生活的艺术家。但如此有生活情调的女人却偏偏不肯倾听自己身体的声音，被困在习惯性发火的恶性循环中找不到出口。

和蔼可亲的脸庞在一瞬间就因愤怒涨得通红，胸脯也气得上下起伏。为了撒气，她总是去折磨无辜的丈夫，自己也委屈地哭个不停。她常年忽视自己的超重和火症，再加上运动不足，导致血管内废物渐渐堆积，最终堵塞了血液循环。10年中，这些不良的生活习惯使她的高血压不断加重，最终在那个凌晨终于爆发。

其实在病发前两周左右，她开始有浑身干燥的症状出现，但是当时她却并不以为然。最终脑梗塞还是无可挽回地爆发了。她晕倒了，血压超过了200mmHg，脉搏达到了每分钟95次，左侧肢体麻痹，无法站立无法行走。她被推进抢救室拍了CT，住院几天后却来到了我的医院。她告诉我自己属于轻微脑卒中，所幸的是血栓并没有完全堵塞血管，即便已经出院，当时的她仍被吓得抖个不停。

妈妈不能倒下

对病情的放任不管就是对自己的变相虐待，如果之前她体重再重一些，吃得再咸一些，油炸食品和肉再多吃一些，火再多发几次的话，"酷姐"可能真要如同她自己预言的那样被埋进土里了。所幸"酷姐"及时觉悟，改掉不良的生活习惯，活了下来，能够继续做孩子的母亲，做丈夫的妻子。

"酷姐"的这种感觉，我再理解不过。当年父亲在47岁的时候突然客死他乡，从那时候开始，我便对死亡产生了巨大的恐惧。生完两个孩子之后，才40岁的我就早早地开始写遗言。当写到"妈妈不在了，你们要多听别人的话，多读书"时，脸上早已是涕泪交加。

50岁的时候，我在大腿内侧摸到了一个豆粒大小的淋巴腺瘤，因为不痛不痒所以才更觉得不寻常，于是我又将那份遗书找出来更新了一遍，又是泪流满面。如今想起这些权当是个笑话而已，一位朋友在听了这些笑话之后，直笑骂我纯粹是吃饱了撑的，呵呵。

和刚出生的小牛小马相比，人类的孩子在刚出生的时候无比娇弱，想要独立生存，还要至少经历20年的时间。所以在孩子成年之前，妈妈绝不能倒下去。

吸取教训，制订重生计划

既然能死里逃生，我们就更得珍惜这重生的机会，仔细分析之前的教训作为警戒，今后绝不再犯。因此我们制订了五大治疗目标。这是一个能够让你脱胎换骨的大计划！

1.高血压患者一样可以长寿！既然已经开始服用降压药，那么我们要试着改变体质，减少对降压药的依赖。

2.清除血管垃圾，保持血管通畅。

3.安抚刺激血管紧张的交感神经，活化副交感神经。

4.减轻体重，减少心脏负担，燃烧肝内脂肪。

5.饮食量减半，增加运动量。

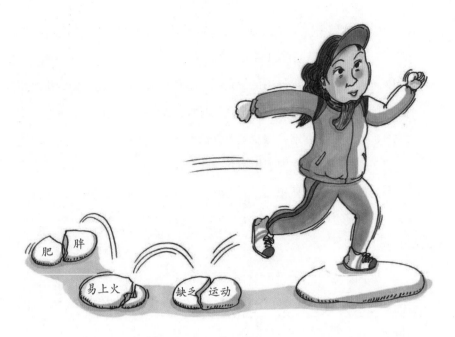

肥　胖

易上火　　缺乏　运动

　　丢一粒天王保心丹在舌尖，细细化服，通往心脏的火气就会被切断。药味虽苦，但在融化间足以降心火。"酷姐"坚持服用一个月，血压和脉搏便渐渐恢复了平静。3个月后药量降到了之前的一半，半年后脑中混沌的感觉也逐渐消失了。

　　在这段时间里，白米饭被换成了糙米饭，以前盛的冒尖饭量现在也减到了只有半碗。每天在丈夫上班女儿上学之后，"酷姐"便一如既往地去爬小区后面的那座小山。腰围减了5厘米，肚子和腋下的赘肉都在逐渐消失。活火山似的通红的脸以及那一触即燃的性子都消失得无影无踪。

　　自从"酷姐"生病倒下之后，婆婆虽说嘴上没说什么，但能看出来心里还是心疼儿媳的。香油、紫苏油、黑豆……所有对降压有好处的东西被婆婆源源不断地寄到了"酷姐"家中。有时"酷姐"还会拿来与我分享。植物性油脂会溶解我们体内特别是血管内的垃圾油脂，芝麻、紫苏等也不存在转基因的危害，因此适当多吃，有益健康。

现在我偶尔会问她是否还会对丈夫无缘无故发火。"酷姐"会笑着连连摇头："现在我天天冲他笑呢！""酷姐"终于如愿以偿地过上了这样酷的生活。

被诊断为不孕之后的奇迹

充满爱与幸福（40多岁，建筑工程负责人）

我被诊断为不孕

　　和世上所有的女人一样，我原本以为结婚后会顺理成章地成为一个母亲，然而现实并非如此。我的卵巢没法自然排卵，促进排卵的药物也吃了，各种注射也打了，类似的治疗我反反复复做了好多次，之后还尝试了好几次人工授精，但均以失败告终。就在我要放弃希望的时候，在一个偶然的机会，我怀孕了，而且是一对双胞胎。这简直就是上天的祝福！然而上天并没有给我过多的时间来体味这份喜悦，没过多久便将这对孩子从我身边带走了。在这次自然流产之后，我被医生诊断为不孕。

　　失去两个孩子之后，我虽勉强保住了子宫，但却丧失了卵巢的功能。卵巢没用了，子宫也就成了一个摆设。知道真相后，我内心充满了怨恨和绝望，继而又被恐惧包围。虽说并不会有人指责我什么，但我却将自己锁进了铁牢。此刻周围人的关心和安慰就像一颗颗钉子扎在我的心上。在巨大的压力下我的月经也停止了。

倾听身体的声音

我在心里无数次问上天，为什么让我承受这样的痛苦？我埋怨过也哭过，但是我明白，这个问题的答案得靠我自己来寻找。在住院期间，老公曾经给我带来一本书，书的名字叫作《我的故乡——生机勃勃的子宫》。最初我开始读这本书是为了打发无聊的住院时间，但是读着读着我却被书中的一段段文字戳中了泪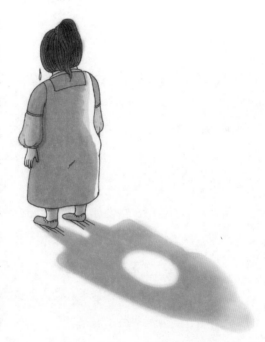点，简直就是说到我的心坎里了。我终于找到了那个苦苦寻找的答案，为什么要让我来承受这样的痛苦？因为之前的我从不爱惜自己的身体！是的，的确是这样，这些痛苦都是我自己一手造成的，怨不得任何人。

当知道这个答案之后，我震惊了。原来我一直在糟蹋自己的子宫，自己却从未发觉。身体曾经向我发出过无数次警告，但都被我忽略了。后来情况越来越糟糕，身体又向我抗议，我即使察觉到了也是一味盲信自己的判断，并未采取任何措施。周围也从未有人来提醒我要关注自己的身体。

在我二十几岁的时候，我曾沉迷于酒精，也曾流过产。随后月经变得不规律，有几次没来我也完全没放在心上，因为我相信自己还很年轻，还很健康。那时我的体重达到了130千克，但我也毫不担心，想着只要结婚前一下全减掉就是了。年轻时因为不懂事所以不介意，后来又怕周围人知道而苦苦隐瞒，但这苦果终究需要我自己来承担。

世界上没有什么绝对做不到的事

如今那段噩梦般的日子已经过去。将来我还有很长很长的路要走，如果无法走出过去的阴影，那我未来的日子也会被阴霾笼罩，我不愿这样。于是我决心鼓起勇气重新寻找美好的生活。我的身体状况渐渐有了好转，也开始试着享受生活，慢慢地，我的生活中悄悄发生着一些积极的改变。我也渐渐获得了越来越多的能量，原本灰暗的脸上渐渐浮现出笑容。

"真了不起，你竟然硬是挺过来了，现在还过得这样开心，这点我可得向你好好学习。你努力的样子真让人欣慰！"看到我的变化后，李大夫的一番评价让我开心得跳了起来。

"坏了咱们就修，需要添柴咱们就添，这世上本就没有什么绝对做不到的事。只要我们坚信自己能成功，朝着一个方向使劲，最终一定能过上健康快乐的日子！"李大夫的这一番话对我来说就像是一缕希望之光，比起任何话语都能够赋予我力量。

奇迹般的怀孕

为了将这严重超标的体重恢复正常，我开始试着减肥，同时也开始关注之前一直不管不问的子宫状况。慢慢地原本依靠药物维持的月经变得正常了。我当时激动到连话都说不出来了，因为李大夫说月经正常了，也就代表着我有机会怀上孩子了。但是长久以来的挫折让我不敢轻易相信这是真的。我是被诊断为不孕的人啊，怎么可能会再怀孕呢？然而事实证明奇迹真的存在。

在月经正常运转几个月之后，突然停止了，这不是因为我的子宫又出现了什么危机，而是因为一个小公主已经在我的子宫里生根发芽！之前诊断我不孕的那名医生在为我做完检查后，激动地称我为"创造奇迹的妈妈"。那一刻我成了这个世界上最幸福的人！

曾经紧紧抓着我的手，告诉我一切都有可能的李大夫！现在我可以大胆地将这些话都说出来了，我之前的生活习惯很糟糕，如果没有及时改正，我将无法成为一个健康的人，永远失去做母亲的资格，所以大家在年轻的时候一定要爱惜自己的身体，不要像我，在酿成苦果之后方知悔改。从现在开始，请一定要仔细聆听自己身体的声音！

身体不舒服的话，一定要提高警惕，千万不要忽略。试着去倾听身体到底需要什么，试着去寻找问题的根本原因，再一步步慢慢地将其改正。

分享
治愈的智慧

按部就班地慢慢调理可以创造奇迹

由于患上了多囊性卵巢综合征，这位患者在20岁的这个阶段有6年时间一直没有月经。年纪轻轻便承担起家庭重担，戴着安全帽在工地上同男人一起打拼。家中她承担起了重担，工地上她板起脸来管理下属，这都是她为了家庭、为了生活而做出的牺牲。

之前她来不及考虑不来月经、不排卵、不生孩子会对自己的生活造成什么样的影响。因为眼下的境况需要她掩藏起自己女性的一面，以男性的一面去工作去生活。接连不断的应酬和会餐在一点点吞噬着她的健康，她已经到了必须注射药物才能维持月经的地步。排卵障碍也使得她在婚后经历了到处治疗不孕的艰辛岁月。

女性的生殖系统从大脑出发，经过卵巢最后到达子宫。依靠促进排卵的药物，她终于怀上了一对双胞胎，然而由于羊水破裂，这对好不容易得来的双胞胎最终还是没能保住。之前流产的后遗症以及这次流产所引发的炎症最终导致左侧输卵管堵塞，随后胎盘粘连等子宫问题接二连三地出现。输卵管堵塞之后，即使能够正常排卵，因为卵子无法正常移动，受孕的概率也会大大下降。无排卵、无月经、子宫激素循环失调再加上胎盘粘连，这一系列的问题将她变得满身疮痍。在失去那对珍贵的双胞胎之后，她又接受了甲氨蝶呤（MTX）注射，这直接遏制了她的生殖功能。

我一直坚信一件事，那就是当一个孩子选择了自己的妈妈之后，定会和自己的妈妈一同创造奇迹而降生到这个世界。这是一种神奇的力量和意志，是生命的奇迹。

子宫恢复后，自然受孕

由于她原本就比较有活力，性格也有些大大咧咧，所以她从不去纠结什么时候来月经或者什么时候能怀孕，而是从容地开始调理身体。其实在被诊断为不孕之后，她早就度过了无数个痛苦的夜晚，现在她反而什么都想开了。

她开始查阅资料为自己制订饮食疗法和运动方案，俨然成了一个健康专家。她结合自身的具体情况制订了一个合理的减重方案，并最终减掉了50千克，随后身体状况有了大幅好转。她花了一年的时间往返奔波来治疗身上的各种疾病。在这过程当中她的脑下垂体、卵巢以及子宫都得到了充分的休整。在长时间的努力之后，她已停止好久的月经终于恢复了正常，接着在几个月之后又自然受孕成功。

本应沉浸在喜悦之中的她又开始陷入了另一种不安之中。她不知道自己是否能够保住这个孩子，毕竟上次双胞胎的流产给她造成了巨大的心理阴影，为此她非常痛苦。但她很快又凭自己的力量调整了这种消极的情绪，因为她很清楚，现在不能让这些无谓的想法消磨她的能量，她必须集中全身心的力量保住现在腹中的这个孩子。然后她集中全力处处小心，时间在一点一点流逝，一个月，两个月，令人紧张的三个月，四个月……终于孩子已经在她的子宫中稳稳扎根了。一天她突然抱着一个大西瓜汗流浃背地闯入我的诊室，说要给我看看她大肚子的模样。我被她弄得哭笑不得，想来随时欢迎，大着肚子还抱什么西瓜！真是……

怀孕后体重会直线上升，如果属于比较容易反弹的体质，体重可能会增加15千克左右。因为担心妊娠中毒症，所以她在怀孕期间一直刻意控制自己的饮食，到临产前体重一共才增加了14千克。虽说比较辛苦，但好在孩子在腹中发育得很好，最后顺产生下了一个女儿。

为了给这个来之不易的孩子起名字，她真是费了很大心思，最后决定在孩子名字中要有一个"佑"字，以此来感谢天地神明的保佑，才让他们得到了这个孩子，并期盼上天能够继续庇佑这个孩子健康长大。现在孩子就是她的心头肉，只要看着孩子她就会露出满足的微笑，连小姑子的唠叨、丈夫的刁难都可以忘得一干二净。在她来我医院扎针的时候，这个宝贵的女儿经常站在床前，轻轻拍着她的手安慰道："妈妈，要好好治病。"虽然只有36个月大，却俨然已经成了妈妈的小保镖。

孩子的降生就好比一个带着人类数万年智慧的压缩文件被解压。否则又怎么可能会那么快地懂事呢？其实我们每天都在创造奇迹，每天都在享受着幸福。

（想咨询这位妈妈减肥秘诀的读者，请去我的主页搜索"充满爱与幸福"。考虑到对各位产后身材恢复有帮助，我特意拜托她将减重方案公布。她可是一个有着强大毅力的前辈，再好吃的饭菜也坚持只吃半碗饭。相信她的经验能给大家带来一定的帮助。）

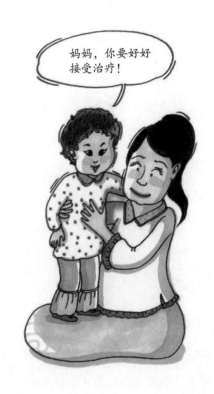

不再贪吃，重获新生

银河水（30多岁，幼儿教师）

我继承了爸爸的好胃口、妈妈的易胖体质

在去李大夫医院玩儿的时候，我被李大夫一把抓住，头脑一热，答应了李大夫的要求，做了一个血液检查。结果这一查不得了，得出的结果让我和李大夫都大吃一惊，肝数值超标不止一两点。再这么发展下去，患糖尿病的可能性非常大。去年我曾患过胃溃疡和胃息肉，在那之前经常心脏痛，再之前肾脏也有毛病。周围人都以为这是我平时太爱喝酒吃肉造成的，然而事实并非如此。我平常要是真的那么没命地吃肉，听到这话我也不会像现在这般委屈。李大夫是唯一一个肯帮我说话的人，谢谢李大夫！

那天我抱着一大包药回到了家中，脑中却不断地乱想，不禁嘀咕了出来："我的身体啊，之前真是亏待你了，能支撑到今天真是辛苦你了，将来你还要为我工作好久呢，现在我正是该努力工作赚钱养家的时候，你若

是生病了，我的家人可要挨饿了。麻烦你再忍忍，等我有钱有时间了，一定会好好照顾你！"

我很清楚，我这病纯粹拜加工食品和碳水化合物所赐！要是我真的喜欢喝酒吃肉，恐怕身体状况要比现在还糟糕呢，若真是那样，现在恐怕早就无药可救了吧。身体，谢谢你！谢谢你一直撑到现在。

我爸爸也十分好吃，但他或许受到了上帝的祝福吧，无论怎么吃都不会发胖。相反我的妈妈却非常嘴刁，也不怎么热衷美食，但体质正好和我爸爸相反，属于喝凉水也长肉型的。而我呢？很不幸，我继承了爸爸的好胃口和妈妈的易胖体质，最糟糕的遗传基因组合！

再不改变可能连命都没了

那些长得漂亮的女同事，在公司会餐的时候跳个爵士舞，喝酒的时候在上司面前好好表现一下，就能立马被提拔。而我呢？拼了命换来的业绩，摆在上司面前人家就当没看见一样。唉，果然对女人来说长得漂亮身材好才是第一位的。但这两点我偏偏一条都不占，于是我只好选择跟异性以好哥们的方式接触，以此来掩饰我内心的自卑。

但我毕竟是个女人，和其他女人一样喜欢带花的图样，喜欢针线刺绣，喜欢看芭蕾看画展。之所以沦落到今天这个样子，也是我自己做出的选择。我将自己女性的一面彻底隐藏，整日靠着伪装过日子。

但是我却过得不快乐，这种伪装将我折磨得痛不欲生，仿佛下一秒就会堕入地狱。但是我决定将内心的愤怒与不平放下，将感情垃圾一股脑儿清空扔掉。

从李大夫的医院回来之后，我将发生的事情告诉了家人，并向他们请求帮助。在入睡前，我又仔细想了一下自己应该立刻戒掉的食物。"再见，打糕；再见，油炸食品；再见，白米饭；再见，面包。嗯……还有什么呢？啊，对了！再见，糖醋肉！"我轻轻地跟我喜爱的食物道别。

一听我要戒掉这么多好吃的，妈妈立刻嘲笑道："哎哟，这些东西你以前吃得欢着呢，从今以后真的一点儿都不碰了？以后每餐只给你一碗大酱汤一碗米饭，不够再不给了。啧啧啧，从今天开始你胡吃海喝的好日子可算到头了。"

"妈，老姐要是一点儿肉都不碰的话会缺少蛋白质哦，以后可以拿猪肘肉煮了给她吃，补充蛋白质嘛，嘿嘿。"老弟一直是我最亲密的夜宵战友，如今我已经改邪归正，他虽惋惜，但挺会替我着想。

说话的工夫，老妈已经坐在那里捡大豆、绿豆了，念叨着以后不再做白米饭了，要做杂粮饭给我吃，随后又把我的饭碗给换了个小一圈的。我是个狂热的碳水化合物爱好者。据说人被逼到绝境的时候，会发生脱胎换骨的改变，然而这种改变会不会在我身上发生呢？我不知道答案，因为我之前还没有那个自信。但现在我真到了不得不改变的时候，再不改变的话，我就会死掉，是真的死掉。

期待一个完美的结局

从我出生至今的34年来，最近我终于可以摆脱负罪感放宽心吃饭了。我的饭量有了明显的减少，而且十分固定。可能说起来有些夸张，但真的只要多吃一勺，就会消化不良，身体发沉，浑身不舒服，折磨得我一整天都暗暗后悔，反复叮嘱自己："下次绝不能再多吃！"

在我开始调整自己的饭量之后，我的口味也发生了奇妙的变化。以前讨厌的大酱居然变好吃了，火腿香肠之类的东西已经好久没碰，甚至连最后一次吃汉堡是什么时候都记不清楚了。以前疯狂迷恋的炸鸡，现在也慢慢减少到一个月才吃一次。

减重前，我的月经一年只是象征性地来几次，而现在呢？翻了翻日历，今年居然已经画了11个红圈圈！要知道之前好几年加起来都没有今年一年多！这多亏了李大夫和各位病友的帮助！我现在要对自己道歉，因为之前我从未信任过自己，从不相信能够靠自己的力量做到上面所说的那些！但现在我要开始信任自己了，因为我已经取得了小小的成功，不是吗？

那么现在算不算是个美好的结局呢？不算！为什么呢？因为我现在偶尔还会痛哭流涕地写检查，因为我实在经受不住夜宵的考验，败下阵来，结果吃撑了，又把已经入睡的妈妈吵起来给我扎手指（韩国人有用扎手指来缓解消化不良的习惯）。这种小状况还是会出现，不过是偶尔而已啦，偶尔，呵呵。然而现在的我不会再独自承受这份痛苦和负罪感，会跟家人倾诉，获得他们的鼓励和支持，要知道这些都是支撑我坚持下去的力量。希望在家人的陪伴下，我能够最后拥有那个美好的结局！

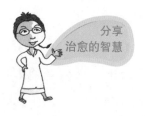

分享
治愈的智慧

解救患者的十诫

　　这位患者来自天安，见到她的那天，她脖子上围着个小围巾，再加上身体圆圆的，看起来就像个还会流口水的小娃娃。可是就是这样一个女孩，在她的工作当中，每天要穿着10个小时的防尘服，只露两只眼睛，站在传送带前，将一箱箱电子仪器拆开，摆上，再一一检查。这个小姑娘，全身除了指甲和鼻毛之外，没有一处健康的。当时她正在医院治疗各种疾病，在我的一一询问下，她的病历上已经写得满满当当，这着实把我吓了一跳。

　　后颈痛，肩膀在转身的时候会痛；吃饭太快经常噎食，有逆流性食道炎，咽喉炎；机器一旦运转起来便没有工夫上厕所，为此还患上了膀胱炎、肾盂肾炎；当然月经也极不规律，断断续续，每次来潮时腹痛明显；因为经常需要倒班，所以总是睡眠很浅，导致脱发现象严重；身体特别是腿部浮肿现象严重，腹部严重气滞；总说梦话，爱磨牙，下颚疼痛已超过

10年；工作中总被别人穿小鞋，所以精神压力很大。

她的这份病例简直就成了花花绿绿的地图。人类在哺乳动物中拥有最强大的大脑，颈骨之上的是人类的头部，人类用上下颚来咀嚼食物和交谈，这些动作当然都需要力量来支撑。然而，若在此基础上，还要每天搬300个6千克重的箱子，再加上站一整天的话，可想而知肩膀、胳膊、手腕、脚踝所承受的压力有多重！我在她的背上标出疼痛的位置，拔罐、针灸、艾灸一齐上阵。在身体前侧，还为她施了帮助消化和改善月经的针，最后赠送了她一个全身按摩。

这个孩子每次休假的时候都会来我这里接受治疗，因此我对她的经历、性格都十分了解，更别说是她的病历了。其他气滞血瘀方面的病症都好说，打通即可，然而我唯独担心的是她的饮食问题。她的烹饪手艺和热情可不得了，即使住宿舍，半夜想吃年糕了也会毫不犹豫爬起来去做。她对碳水化合物情有独钟，甚至是到了成瘾的地步。有一次她悄悄告诉我，自己其实是一家冰激凌店的VVIP（重要贵宾）。

当然这都情有可原。6岁开始，她就要自己动手做饭喂饱弟弟妹妹，为每一顿饭吃什么而发愁。为了早点儿赚钱养家糊口，她选择了职高，早早就毕业进了工厂，过着昼夜颠倒的日子，到现在为止已有10年。女孩家的身体，能撑到现在已经很不错了。

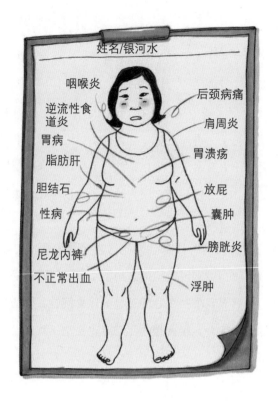

姓名/银河水

咽喉炎
逆流性食道炎
胃病
脂肪肝
胆结石
性病
尼龙内裤
不正常出血

后颈病痛
肩周炎
胃溃疡
放屁
囊肿
膀胱炎
浮肿

忘掉心中那个总是会饿的孩子

因为下颚疼痛,她去大学附属医院花了80万韩元接受了肉毒杆菌注射,然而效果甚微。她在搬东西、用力的情况下会习惯性咬牙,长年累月下颚便出了问题,肩部也受到了牵连。她每晚磨牙的毛病,也可能是压抑在内心的愤怒的变向释放。之前她吃苹果都没法大口咬,只能用小勺挖着吃,泡菜和腌萝卜块儿也只能用前牙一点点切断再吃下去。但在治疗进行到3个月的时候,这些情况都有了好转,甚至可以嚼口香糖了。之前那许久不来一来便势如洪水的月经也慢慢变得正常，月经周期也渐渐稳定了下来。可以毫不夸张地说，"银河水"节省了至少数千万的医药费，而现在拯救自己的时刻到了。

她的身高只有1.5米多，可体重却超标高达20千克～30千克。这无疑给她的身体造成了巨大的负担，心脏总是会感到撕裂般疼痛，全身火气郁结。我给她介绍了一串内科、泌尿科、妇科医院，让她去做了一个全面的检查，这其中包括心脏、肝、结石检查等。年纪轻轻竟然把身体糟蹋成这样？检查结果表明，她有脂肪肝、结石、肌瘤、间歇性出血……每查出一个病来，我们就要凑到一起研究治疗对策，合力找出解决办法。这种程度的身体状况已经完全达到了工伤的标准，在辞职后完全可以领到失业保险，但无论怎样帮她写诊断证明书，公司总是无情地给退回来。后来我们干脆放弃了这个权利。也是，那个公司早就在这方面臭名远扬了，呸呸！

她在来我这针灸的时候被我抓住，强迫做了血液检查。这孩子对各类机器、电气设备以及树木、花草的名字都说得头头是道，完全就是个万能博士的样子。我原以为这样的人，完全能够凭自己的力量过得很好，然而我错了。以她的身体状况来看，患心脏麻痹和脑卒中的危险十分大，身体其他部位也需要来一场彻底的大改造。于是我将"充满爱与幸福"这位大姐介绍给她认识，希望能给她带来一些启发。两人刚一见面就像失散多年的姐妹一样，叽叽喳喳地讨论与减肥相关的问题，一连两小时没停。

后来我再见到"银河水"时，她已经比上次见面玲珑了许多。眼前这张可爱的脸，之前曾经被她吃到扁圆，想想都觉得惋惜，今后可不要再吃回去了。忘掉那个整天饿得发慌的孩子。之前已经吃得够多了，到此为止打住！你要活得比妈妈比我更久才对呀。试着转变一下自己的思想，看到饮食节目也要学会克制。试着去改变吧，身体自然会给你回报。即使最后没有达到自己想要的标准，你也是成功的，因为你曾经努力过，努力多少，便会收获多少。不要整天扯着头发懊悔，明天重新开始便是了。偶然的一次抽血，偶然结识的大姐，其实这些都是你生命中必然会遇到的！

　　以下是拯救"银河水"的故事。

同病相怜——当吃两碗饭的女人遇到吃三碗饭的女人

　　平常病恹恹的身子，一到夏天就会变得更加沉重。那天我去听著名精神科专家郑慧申的讲座，顺便去了趟李大夫的医院针灸，因为李大夫叮嘱我今天该扎针了。当拔去最后一个火罐时，李大夫突然对我说："'银河水'呀，待会儿来一下我的诊室。"

　　刚推开李大夫诊室的门，就听到她对我说："你和这位大姐聊一下吧，她减掉了50千克体重，肯定会对你有所帮助。"

　　这时我看到诊室的沙发上坐着一个女人，脸上满是和蔼可亲的微笑。看来这就是李大夫口中那个减掉50千克的女人了，我正犹豫着该怎样开口，对方却首先冲我打开了话匣子。

　　"我之前最重的时候，到了130千克。买衣服都不好买，只能去外国人居多的梨泰院买超大码的衣服。"

　　听到这话我吃惊地睁大了眼睛，这说的不就是我吗？看来我终于找到了知己！

　　"那些瘦子怎么能够体会到一个胖子内心的痛苦？！减肥是一件多辛苦的事啊！他们那些安慰的话，在咱们这儿就跟匕首一样的伤人啊！"

　　这个曾经在建筑现场工作过的姐姐，至今仍清楚地记得自己到工作现场的第一天所发生的事情。当天她来到工地后，便被监工和工人们一顿大声呵斥，问她大早上一个女人戴着眼镜来工地捣什么乱。大部分的女人在正常情况下应该会哭着跑开，但是她却不同。那天她离开工地后直接去理发店剪了头发，又摘掉眼镜带上隐形眼镜，然后堂堂正正地回到了工地上。这一幕对我来说再熟悉不过了，因为我也曾和男同事揪领子打过架。

你是世界上的另一个我

大姐告诉我她之所以决心减肥，是因为当时高血压使得自己一半的身子都陷入麻痹动弹不得。之后她便开始了减肥计划，早上只吃一个西红柿，中午只吃煮熟的豆子或者将炒熟的豆子磨成粉冲水喝，晚上吃黑豆，中间的零食则是圆白菜或者黄瓜。就这样生生坚持了4个月，自己饿得头晕眼花不说，还1克也没减下来。周围人包括医生都觉得这事不太可能。最后发现减肥失败的原因是心理压力。只要一来到饭桌前就要开始念叨眼前的这些吃的是几卡路里，吃了得去操场跑几圈。听到这里我立刻插嘴："是啊，是啊！我也是这样，弄得我根本就不敢吃东西！"

大姐说她最后患上了厌食症。一想到食物吃进去就会变成脂肪堆积在身上，她就忍受不了。于是只得冲到卫生间将吃下去的东西全部吐干净才罢休。如果吐不出来，就生灌一大桶水接着吐。说罢还给我展示当时留下的伤疤。我又何尝不是这样呢？为了吐得更干净，我喝水喝到一张嘴就溢出来。在我的手背上也留着一个伤疤，同样是伸手指进去抠嗓子眼时留下的。我和大姐竟然有这么多相似之处！

我们接着从减肥压力聊到了家庭的压力，因为生得壮实，父母总是拿我们当儿子使，我和大姐有着太多太多相同的经历，难道这就是人们所说的那个"世界上另外一个我"吗？除了大姐将减肥的念头付诸行动这一点之外，其他方面我们几乎一模一样！减肥的压力、严重的抑郁症将我俩折磨得遍体鳞伤，然而大姐已经开始勇敢地改变，也成功地拯救了自己。

饭碗的变迁史

冷面碗→汤碗→成人饭碗→儿童饭碗，这是大姐的饭碗变迁史，连这个居然都跟我一模一样！我现在已经开始用正常的成人饭碗吃饭了，不过每次还是得吃两碗才满足。大姐说，之前的她每顿饭要吃三碗米饭，而现在吃一冷面碗的蔬菜，再加半碗儿童饭碗的米饭就足够了。

"不要一味地想着减少饭量，不妨试着换一下饭碗，因为从饭量入手只会让你产生食物被抢走的负面情绪，这对减肥是十分不利的。"

哦，天啊！我举双手赞成！最开始妈妈只给我盛了半碗米饭时，那种愤怒就是食物被抢走的感觉！

一开始去健身房运动的时候，教练说大姐当时的体重如果直接开始运动的话，会对全身各处关节造成损伤，所以教练给她在地板上铺了厚厚的垫子，让她躺在垫子上，从最简单的抬腿动作开始做起。什么？不教我们怎样运动就让自己整天做这个？大姐开始怀疑教练的能力了。但这运动真做起来竟然相当吃力。接下来教练让大姐在游泳池来回走。最开始她站在没过胸部的水中开始向前走的时候，依旧在质疑这样做的效果，结果出乎意料的是，当运动完走出泳池的时候，才发觉自己已累得双腿不住地颤抖。看着大姐一天天的变化，原本来学游泳的大妈们都把游泳这回事抛到了脑后，开始跟着大姐在泳池中来回走了起来。

大姐也向我推荐了游泳。最初连大众澡堂都不肯去的我，最后在李大夫和大姐的鼓励下终于鼓起勇气踏入了泳池，至今已经坚持一年了。现在再去水上乐园玩儿的时候，呛水时过来救我的救生员破天荒只有一个人，要知道以前都会过来好几个救生员才能抬得动……所以我从不敢去泳池。但这个泳池行走一万步却给了我希望，让我第一次爱上了走路。

最后大姐再次叮嘱我："千万不要对吃东西产生抗拒情绪，否则连一克也休想减掉。要吃得没有负担，吃得开心，只要控制在合理的量之内就不会发胖。"听了大姐这番话，受益匪浅的我深深弯下腰去，真诚地道了一声："谢谢！"

触动心灵的名言

这些话其实李大夫之前已经跟我讲过无数次，奈何我总是听不进去。这次却不一样，我终于找到了知音！我真心感谢这位愿意跟我愉快地分享健康经验的姐姐，对大姐丰富的经验和实践精神也佩服得五体投地。希望大姐能一直像现在这样开心、美丽！

我决定了！以下是"银河水"的十大实践计划！

1.收起自己的火气和好斗精神，注意自己说话的语气，不要大喊大叫，否则只会加速心率伤到自己的身体。

2.今天身体状况没法再运动的话，那么在明天补上就是，不要太勉强，要学会保护膝关节和软骨。

3.吃饭要细嚼慢咽。即使周围人等到不耐烦也让他们等去。

4.一辈子的酒肉都已经提前被自己吃得差不多了，现在该吃点儿素了，记住，每天一碗青菜!

5.走路是个不错的运动，一定要坚持，其他运动都得花钱!

6.用儿童饭碗吃饭，要吃得开心、吃得专心，绝对不能给自己施加压力。

7.用糙米饭代替白米饭，减少碳水化合物的摄入。（农民伯伯不要生气哦。）

8.一周称一次体重。不要因为体重无变化而伤心沮丧，记住平台期也是在减肉哦!

9.不要因为一时的想法而毁掉自己的身体健康。绝不做任何伤害身体的事情。

10.寻找能够倾听和分享自己经验的人。（不用担心，李大夫的网站上这样的同伴大有人在哦。）

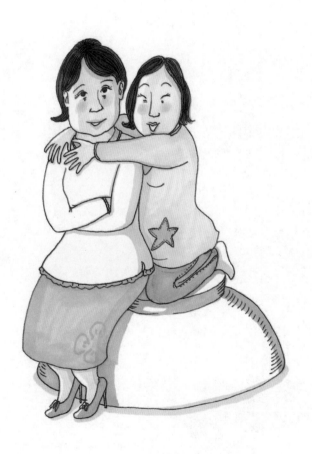